Mon engagement
et nos actions
face à la mucoviscidose

RÉCITS DE VIE. SANTÉ ET MALADIE

Cette collection regroupe des récits de vie et témoignages divers concernant la santé, la maladie et aussi la guérison.

Dernières parutions

Philippe Crinelli, *Moi, Julie, jambe polio. Reconnaitre son handicap et avancer en vérité*, 2025.
Dominique Sanlaville, *Qui est fou, qui ne l'est pas ? Parcours d'un infirmier psy*, 2025.
Gaëlle Poussardin, *J'ai envie de me tuer Parcours bouleversant d'une fillette à Haut Potentiel Intellectuel (HPI)*, 2025.
Jean Gauthier, *Fais-moi partir. Euthanasie ou mort naturelle, comment choisir ?*, 2024.
Guillaume Robic, *Un AVC et devoir tout recommencer. Le temps de l'autre*, 2024.
Annick Clement, *Une vie presque rêvée, Au cœur de la médecine de l'enfant*, 2024.
Nolwenn Chauvière, *Sur-Vivante. Loin des chimères*, 2024.
Martine Colignon, *Du délire au songe en art-thérapie. Le chemin de Pierre, d'aspérités en avancées*, 2024.
Jean-Sébastien Morvan, *Itinéraire d'un enfant accidenté, Traces, trames, trajectoire*, 2024.
Catherine Bargibant, *Le travail, c'est la santé ? Dans la peau d'une soignante en burn-out*, 2024.
Annie Bléas, *Anamnésie*, 2024.
Alban Plantin, *Lumbago. Le kiné qui ne savait pas soigner son propre mal de dos*, 2023.
Denis Langlet, *Vu de ma fenêtre. Témoignage d'un malade de Parkinson*, 2023.
Benoît Quinquis, *Voyage en Normalaisie. Le pays des gens « normaux » vu par un Asperger* suivi de *Dix signes infaillibles pour ne pas reconnaître un « Aspie »*, 2023.
Benjamin Glémot, *Sortir du silence. Témoignage d'un jeune sourd-implanté*, 2023.
Élizabeth Bougeois, *Paroles de soignantes en période de COVID-19. Les effets loupe de la crise sanitaire sur des pratiques et des ressentis*, 2023.
Maryse Stiernon, *Et maintenant, on fait comment ?*, 2023.

Bernard LAURENT

Mon engagement et nos actions face à la mucoviscidose

Préface du professeur Claude Férec

L'Harmattan

5-7, rue de l'École-Polytechnique - 75005 Paris
http://www.editions-harmattan.fr
ISBN : 978-2-336-53922-5
EAN : 9782336539225

À Véronique, partie bien trop tôt

Et voilà ! Encore une fois, la mucoviscidose aura entravé un projet : ton rêve de voir ces lignes publiées dans un livre de notre bibliothèque. Cet ouvrage, nous l'avons porté à bout de bras. Tous tes conseils, tes interrogations auront été pertinents, depuis sa création jusqu'au moment de la soumission de ce manuscrit à un éditeur.

Notre choix s'est porté sur les éditions L'Harmattan, et c'est quelques jours avant Noël 2024, le 20 décembre pour être précis, que nous avons pu compléter grâce à tes compétences le formulaire en ligne, et aussi joindre les pièces complémentaires, ce, depuis ta chambre 36 de Perharidy à Roscoff. Je salue ici ta volonté, ton opiniâtreté à vouloir absolument réaliser cet envoi avant le jour de Noël, comme s'il s'agissait pour toi de m'offrir un beau cadeau ! Ce présent est resté dans le couloir du suspense pendant la période annoncée, soit huit semaines…

Et ce mardi 21 janvier 2025, funeste journée, tu nous as quittés, nous laissant dans un désespoir sans limites, au terme d'un accident hémorragique pulmonaire massif.

Tu n'auras pas eu le plaisir de connaître l'acceptation de ce manuscrit le 21 février, ouvrage qui n'aurait pas existé sans toi. Tu n'auras pas eu non plus le bonheur de saisir dans tes mains cet ouvrage, publié comme un coup de projecteur à destination du grand public sur cette maladie et sur notre engagement.

En écrivant ces lignes, mes yeux sont noyés de larmes, et je ne peux que souscrire à cette idée, que tu as maintes fois émise, selon laquelle la mucoviscidose aura contrarié tant et tant de tes projets. Je n'ai nullement l'intention de les énumérer, mais je sais combien d'annulations, de reports, de renoncements ont été le fruit de cette satanée mucoviscidose qui a impacté si fortement ta vie.

Je te dédie tout particulièrement cet ouvrage qui restera la marque de ma très grande affection, de notre lien indéfectible et de notre combat commun tout au long de ta trop brève existence.

À Véronique, combattante héroïque,

À ma chère Mijo qui fut si aimante
et qui reste mon Amour à jamais

À mes chers enfants et petits-enfants

Préface

Quelle histoire ! Merci à Bernard d'avoir pris la plume pour retracer cette vie marquée par le destin de la grande loterie génétique. En 1978 naissait Véronique, adorable petite fille atteinte de la plus fréquente des maladies génétiques graves : la mucoviscidose.

Maladie quasiment inconnue à l'époque, laissant les médecins dépourvus de traitements spécifiques et laissant peu d'espoir de guérison aux parents. Il en a fallu de l'énergie et du courage à Bernard et Mijo pour se mobiliser nuit et jour auprès de Véronique et pour trouver encore l'énergie nécessaire pour faire connaître cette maladie, pour aider les familles en détresse et enfin pour se mobiliser dans les Associations d'aide à la recherche et aux centres de soins.

C'est un témoignage exemplaire et remarquable d'une mobilisation personnelle et collective dont Bernard a été le fédérateur et la cheville ouvrière en Bretagne et à Paris en tant qu'administrateur de l'AFLM aujourd'hui « Vaincre la Mucoviscidose ».

C'est l'exemple parfait du rôle important des parents d'enfants atteints de maladies génétiques et des Associations de patients qui sont aujourd'hui des partenaires à part entière dans la prise en charge de ces maladies et dans la mobilisation pour soutenir la recherche médicale.

Ce sont aujourd'hui des relais importants auprès des pouvoirs publics pour améliorer la prise en charge médicale et l'intégration sociale de ces patients en situation de handicap. C'est l'illustration exemplaire de la médecine aujourd'hui dite des 4P (Personnalisée, Prédictive, Préventive et Participative) personnalisée par la connaissance des gènes et de leur mutation, prédictive par le développement de traitements les plus appropriés pour le patient, préventive par le dépistage précoce de la maladie et la prévention des risques de la chronicité, et enfin participative comme l'illustre cet ouvrage de Bernard montrant qu'en 40 ans, à côté du corps médical, toute l'importance prise par la mobilisation des parents et des Associations de malades pour participer à la prise en charge des patients porteurs d'une maladie génétique et à l'avancée des travaux de recherche.

Le décès brutal de Véronique en ce début d'année 2025 nous laisse sans voix et pleins de tristesse. Il nous rappelle douloureusement que le combat contre la mucoviscidose n'est pas gagné et que la mobilisation des soignants, des chercheurs et des parents est plus que jamais à l'ordre du jour.

Je recommande vivement aux collègues médecins et aux étudiants et plus largement au grand public de lire ce témoignage, ils bénéficieront ainsi d'un éclairage remarquable sur l'évolution de la médecine du 21e siècle.

Professeur émérite Claude Férec

Nous voilà donc installés dans un statut de famille nombreuse pour laquelle nous avions à fixer quelques règles de fonctionnement rapidement adoptées. Le budget commun s'alimentait autant que de besoin via une cagnotte qui devait couvrir toutes les dépenses communes.

La journée type était assez immuablement consacrée aux tâches de la collectivité : ménage, courses, cuisine, vaisselle et réunions de programmation des activités.

L'objectif en montagne était bien évidemment de parcourir ladite montagne, d'en découvrir les points remarquables, la faune et la flore assez inhabituelles pour des Bretons. C'est vraiment ce que nous avons beaucoup pratiqué avec une observation majeure concernant la capacité des petits, Benoît et Pol à courir, sauter, grimper sans jamais se fatiguer, sans jamais se lasser !

Les aînés étaient très affairés et occupaient bien leurs journées sous la responsabilité de Christine qui, en tant que la plus grande des cinq, menait sa petite troupe à la baguette.

Les environs d'Aillon Le Jeune furent autant de lieux de découvertes que nous faisions ensemble, parfois entassés dans une seule voiture ! Totalement insouciants du danger et de l'interdit que nous transgressions alors, nous n'allions pas bien loin cependant car la maréchaussée pouvait nous verbaliser bien légitimement.

Les sous-bois environnants que nous avions explorés nous révélèrent quantité de petits torrents tous plus frais et plus tumultueux les uns que les autres. Nos petits gambadaient le long de ces ruisseaux énergiques avec le plus grand bonheur. Trempés jusqu'aux os, nous les retrouvions au chalet pour un solide goûter ou un bon repas, histoire de les réchauffer un peu.

Chaque soir, selon un rituel bien établi, l'un des quatre adultes avait mission de raconter l'histoire du jour avant de plonger la troupe dans les bras de Morphée. Histoires, légendes, chacun fouillait en sa mémoire pour trouver une version inédite de nature à bercer ces petits chenapans. Et cette tâche n'était pas forcément la plus aisée !

Plus bucoliques, les excursions sur le plateau du Margériaz qui surplombe le village d'Aillon Le Jeune, nous donnaient le sentiment de visiter un jardin où les fleurs et les arbustes se paraient de belles couleurs et exhalaient des effluves absolument délicieux. Il y avait notamment ces petits rhododendrons que l'on pouvait qualifier de nains tant ils étaient vraiment au ras du sol.

Magnifiques, dans leurs pourpres étincelantes et encore brillantes de la rosée très fine que l'altitude faisait régner, ces fleurs avaient un charme hors du commun. Pour autant, il ne venait à l'esprit de personne de vouloir les cueillir, l'écrin naturel dans lequel elles vivaient offrait le plus beau spectacle et flattait le regard.

À chaque pas, sur ce plateau assez élevé, nous pouvions trouver ces fleurs si belles, si délicates. Nous ne nous lassions pas de contempler cette nature généreuse, si bien préservée de toute agression que les activités humaines engendrent.

Comment ne pas céder au charme de ces paysages enchanteurs qui naturellement pouvaient trouver en écho une attirance pour l'être aimé dont la beauté comparée était finalement bien supérieure. Le désir montait et en cette fin du mois de juillet, l'attirance était à son comble, renforcée par cette nature si belle, et surtout attisée par la volonté farouche d'enrichir la maisonnée d'un ou deux autres enfants.

C'était cette alchimie secrète qui donnait à nos étreintes savoyardes une saveur incomparable, tout en observant la nécessaire discrétion qu'il convenait d'adopter pour ne pas nous faire entendre des autres occupants du chalet. Jamais sans doute, l'influence du milieu naturel n'avait eu un tel effet pour notre plus grand bonheur que nous voulions contagieux.

Le séjour savoyard se termina très calmement et le retour au pays se déroula sans la moindre difficulté. Simplement, nous avions ensemble vécu une belle période habitée par ces moments affectueux que seule une amitié profonde peut procurer.

Le retour au travail à l'arsenal et plus précisément à l'île Longue se passait sans histoire et la routine du contrôle de qualité avait toujours la même saveur. Le quotidien était quelque peu fade, mais ô combien nécessaire avec l'intérêt qu'il représentait dans le dispositif global pour le submersible en cours de carénage. Il est parfois des métiers qui ne présentent pas vraiment un très vif attrait, mais qui sont absolument indispensables dans la chaîne de réalisation d'une opération aussi importante et aussi engageante vis-à-vis des enjeux stratégiques du pays. Ne pas en avoir conscience peut s'avérer désastreux.

Donc, cette mission était la mienne et je la mènerai à son terme, puisque telle était ma responsabilité avec les compagnons qui œuvraient à mes côtés, soucieux d'être professionnels, irréprochables comme l'exigent les normes des différents métiers présents sur un tel chantier.

Toute une philosophie du contrôle repose ainsi sur des constats établis un à un et contradictoirement avec des partenaires qui ont en commun la volonté de réussir. Cela conduit inévitablement à l'idée que le tiers, qui est là pour attester que les deux parties sont en accord, est un acteur plutôt passif, un peu, beaucoup trop pour certains, flic ou notaire selon l'opinion. Cette philosophie aura du « plomb dans l'aile » au cours des années qui suivirent, mais je n'eus pas trop de difficultés dans ce domaine. Les milliers de procès-verbaux établis, signés, contresignés, attestés et collés dans d'immenses registres me restent en mémoire comme autant d'albums bien rangés que plus jamais personne ne regardera…

Heureusement, le monde syndical restait bien plus vivant et toujours avec Joël, les engagements se faisaient plus incisifs. La période était sans doute génératrice de nouvelles données qui impactaient l'ensemble des salariés de la Défense, au point que de nouvelles dispositions statutaires importantes émergeaient. Elles concernaient les fonctionnaires de l'ordre technique générant de grandes divisions et braquant de façon assez radicale des groupes dans une opposition frontale plutôt farouche. Difficile de créer une cohésion de la profession tant était vive la rivalité des clans ! Et pourtant, à cause de cette obstination irraisonnée, cette belle catégorie des chefs de travaux si homogène, si solidaire, si pleine des mêmes responsabilités volerait en éclat avec la création de deux corps très distincts alors qu'ils avaient un même ADN fondateur : l'école des arpètes de Brest et des autres arsenaux de la Marine en France !

Du côté de la maison à Kerzudal, le séjour en Savoie porta ses fruits et notre espoir de voir notre cercle familial s'enrichir fut comblé...

Quelques semaines après les vacances, la confirmation nous fut donnée de cette bonne nouvelle qui nous transporta de joie bien évidemment. Nous allions enfin accueillir un nouveau venu, une nouvelle venue ? Qui sait ? Après une fille et un garçon, une autre fille, un autre garçon ? À vrai dire, l'une ou l'autre des options nous donnerait pleine satisfaction. À nouveau, Tante Jeanne, notre gynécologue fut mobilisée pour suivre cette grossesse parfaitement désirée et sa science très expérimentée nous indiqua que ce bébé allait nous être donné pour le premier mai. Voilà une belle date qui allait pour le coup être en phase avec l'anniversaire de Sophie, notre dernière nièce, née le premier mai 1977. « En route donc » vers ce très bel objectif qui correspondait à un calendrier familial harmonieux. Mijo à trente-deux ans aurait un troisième enfant alors que j'allais atteindre les trente-six ans et que nos aînés auraient respectivement sept ans et quatre ans.

Du côté de l'arsenal, je délaissais les grosses bêtes noires submersibles qui m'avaient occupé cinq années durant. Je n'étais pas peu fier de quitter cette mission monotone, même si je lui reconnaissais une grande importance, pour être placé en responsabilité d'un laboratoire de métallurgie. Changement de cap, changement de métier, point de bateau, point de chantier, point de contrôle policier pour accéder à ma tâche qui se trouvait alors localisée sur le plateau des Capucins où un atelier très singulier se présentait à moi. En effet, ici, des ouvriers, des techniciens spécialisés faisaient parler la matière dans ses plus petits recoins et je découvrais tout un monde nouveau pour lequel je n'avais jamais eu la moindre formation. Alors se posa la question de l'acquisition d'un socle de connaissances de base, ce qui me conduirait à passer quelques semaines à Indret près de Nantes, établissement de la Direction des Constructions et Armes Navales et qui est particulièrement spécialisé dans la métallurgie. J'y rencontrai des spécialistes qui avaient en charge l'étude des métaux constitutifs des navires et des équipements dont ils sont dotés.

Au bout d'un certain temps, il fut jugé utile que je puisse mettre en pratique les rudiments acquis sur les bords de Loire et ce fut avec beaucoup d'humilité que j'abordais les questions techniques qui m'étaient soumises et auxquelles mes nouveaux compagnons savaient mieux que quiconque répondre.

L'implantation dans ce service serait grandement facilitée par la belle complicité qui y régnait. En effet, chacun avait un rôle bien précis que l'expérience avait façonné au point d'être chacun d'eux quasi incollable sur la science qu'il possédait en propre depuis de longues années.

Coucou ! La voilà !

À la maison, tout allait bien donc et cette grossesse se déroulait sans souci jusqu'au huitième mois au terme duquel Tante Jeanne recommanda le repos complet pour Mijo. Elle fut alitée pour respecter la consigne médicale très vivement souhaitée par la gynécologue. Le terme était prévu le 1er mai. Drelin ! Drelin ! Dès le quatorze avril, les manifestations annonciatrices d'un accouchement imminent se firent plutôt impérieuses et l'admission en clinique fut décidée dès le vendredi soir. L'objectif était de vérifier s'il s'agissait d'une alerte ou au contraire d'engager les opérations d'un accouchement un peu prématuré.

Le lendemain, samedi, Tante Jeanne mobilisée par l'état de sa patiente décida de procéder à l'accouchement qui se déroula tout à fait ordinairement même s'il présentait quelques jours d'avance sur le calendrier établi.

C'était une fille ! Et son prénom longuement soumis à la réflexion serait Véronique. Elle était très jolie comme le furent ses sœur et frère avant elle. Dire notre fierté d'avoir un bébé avec valeur de énième merveille du monde est banal. Mais les parents que nous étions le revendiquaient avec force tant était intense l'émotion qui inondait le trio familial, père, mère et nouvelle née arrivée, parée de toutes les vertus, de toute la grâce que l'on accorde à la chair de sa chair.

Pas peu fiers, Isabelle et Benoît, de venir avec leur papa à la clinique Saint-Louis pour faire la connaissance de cette nouvelle copine incroyablement petite, mais à qui ils pouvaient néanmoins faire de petites caresses bien tendres. Tout un apprentissage commença pour ces deux enfants qui rivaliseraient pour savoir lequel des deux serait le plus affectueux envers cette petite sœur bien aimée.

La clinique Saint-Louis était en pleine activité et les accouchements se succédaient à une cadence soutenue en ce mois d'avril qui voyait arriver le fruit des amours de l'été précédent.

C'est bien connu, la belle saison est propice aux étreintes effrénées, encouragées par la période de vacances qui libère l'esprit et qui titille la libido !

Donc, grande affluence à Saint-Louis, ce qui entraîna, de la part des responsables de la clinique, le souhait de vouloir abréger les séjours des nouvelles mamans et de leur progéniture toute nouvelle. À cette époque, il était de bon ton que la sortie soit effective dès que bébé avait repris son poids de naissance, ce qui donnait une durée de séjour voisin de cinq à six jours.

Véronique, bien paisiblement, restait en dessous de son poids de naissance au-delà de la durée quasi conventionnelle. Alors le docteur Théau, notre pédiatre, constatant que la clinique était surchargée et s'avérait assez bruyante donc peu propice au repos de Mijo, proposa de faire sortir Mijo et Véronique au bout du septième jour. Décision rendue encore plus pertinente en raison de la naissance d'un bébé dans une famille qui recevait de très nombreuses visites relativement bruyantes.

Véronique rejoignit Kerzudal et nous fûmes ravis de nous retrouver tous les cinq chez nous, dans notre maison. Isabelle et Benoît ne cessaient de visiter ce bébé de quelques jours dans sa chambre, risquant une petite caresse, un petit bisou à cette petite sœur chérie. Au fil des jours, les biberons se succédaient normalement comme ce fut le cas pour les aînés, mais nous ne constations pas une prise de poids bien établie et avions le sentiment que notre minette avait quelques soucis de digestion au vu des selles qu'elle produisait. Évidemment, le docteur Théau, alerté préconisa un changement de lait, sans succès, puis un autre, et un autre passant en revue la panoplie des laits ordinairement proposés. Nous dûmes nous rabattre sur un neuvième lait, produit d'origine américaine, qui, un temps durant, améliora la situation de Véronique et lui permit enfin de prendre du poids un peu plus régulièrement.

Après trois mois de tâtonnements, les douleurs persistant, les diarrhées se faisant très fréquentes, nous commencions à nous interroger sur les causes réelles de cette situation inconfortable pour notre bébé.

Le printemps de la naissance de Véronique fut en outre bien marqué par la tragédie du naufrage de l'Amoco Cadiz à Portsall. À l'occasion d'un voyage de nos amis toulonnais Paul et Odette, nous leur fîmes découvrir ce désastre qui dépassait l'entendement. Quelle horreur, toutes ces côtes souillées, meurtries et tellement différentes de ce qu'elles étaient en temps normal. Pour eux, la découverte des eaux qui vont et viennent au fil des marées montantes et descendantes serait teintée d'un grand étonnement voire d'un mystère : mais où donc s'en va l'eau de mer qui était là tout à l'heure dans le port ? Je pense que le phénomène des marées leur sera à jamais une grande énigme.

Mais quel plaisir d'accueillir ces amis si chers, si généreux et surtout si désireux de faire connaissance de nos deux petits Brestois qu'ils ne connaissaient pas.

Que se passait-il ?

Avec nous, le docteur Théau cherchait à comprendre ce qui se passait et après avoir évoqué une intolérance aux protéines du lait de vache, après avoir testé toutes sortes d'alimentations très sophistiquées, force était de constater qu'il n'y avait pas de réponse bien rationnelle émergeant de ces réflexions.

Notre Véronique présentait un tableau que nous ne connaissions pas et je pense rétrospectivement que le docteur Théau avait sa petite idée lorsqu'il nous orienta vers le service pédiatrie de l'hôpital Morvan. Nous y conduisîmes donc Véronique en deuxième quinzaine de juillet et nous n'eûmes pas la possibilité de nous approcher d'elle si ce n'est à travers une vitre qui séparait son box du couloir des visiteurs. Pas même une caresse, pas même un petit bisou, et surtout pas d'information sur les soucis que rencontrait notre petite puce de trois mois. Il nous était dit : « On fait des examens, on analyse les selles, les urines, etc. », et on omettait délibérément de nous dire le résultat des investigations.

Un jour enfin, une infirmière vint nous dire que l'interne voulait nous parler. Ne connaissant pas le fonctionnement du service, le chef de service étant absent, un jeune interne nous fit entrer dans un minuscule bureau, en nous laissant là, debout face à lui, assis et les pieds posés sur le bureau d'une manière très désinvolte.

Ce jeune homme, toujours dans la même position pour le moins décontractée, nous dit tout net : « Si c'est ce à quoi je pense, c'est de la merde ».

Cette phrase, à jamais gravée dans nos mémoires, résonna dans la chaleur de cet après-midi de juillet et nous revint au visage telle une immense claque qui nous laissa sans voix. Nous posions alors une question, bien timidement du style : « De quoi s'agit-il ? ».

Toujours affalé dans son fauteuil, il nous assène le mot « mucoviscidose » qui répondait à un diagnostic clairement établi, grâce à un test spécifique de cette maladie appelé test de la sueur. Nous le pressions de nous en dire plus, mais il nous signifia très clairement que c'était à notre pédiatre de nous en dire davantage lors d'une prochaine consultation à son cabinet.

Comment se peut-il qu'un soignant se comporte de cette façon face à de jeunes parents qui sont dans l'errance médicale depuis si longtemps et le cœur bouleversé, ne sachant pas du tout ce qu'est la mucoviscidose. N'ayant même jamais entendu ce mot, nous prîmes notre petite Véronique dans les bras et nous rentrâmes très rapidement à la maison. Notre vieux Larousse nous fit savoir laconiquement que la mucoviscidose est une maladie létale et compléta l'information en nous précisant que létale veut dire mortelle !

Le ciel nous était tombé sur la tête, et nous interpellions notre copine Francine, infirmière de son état avec qui nous avons une vie d'équipe d'ACO, sous le bienveillant patronage de Jacques.

Francine arriva à la maison en ayant pris soin de nous apporter quelques ouvrages professionnels sur lesquels, effectivement étaient déclinés divers aspects de cette maladie peu connue, mais qui évoquait chez elle une maladie bien complexe à gérer.

Avait-elle eu à soigner des enfants atteints de cette maladie au cours de sa carrière, avait-elle une grande connaissance de ce sujet, nous n'en savions rien, mais à sa mine assombrie nous comprîmes bien que ce n'était pas très simple de vivre avec une telle maladie.

Quelques jours plus tard, au retour du docteur Théau, nous nous rendîmes à son cabinet et lui fîmes part de ce verdict asséné à l'hôpital. Il en avait eu connaissance et nous lui fîmes part également de l'état de nos connaissances sur le sujet, via les revues professionnelles des infirmières. Assez désappointé, il nous reprocha de chercher par nous-mêmes à en savoir davantage sur cette maladie. Mais son reproche fut de courte durée et tout à coup il nous donna beaucoup d'informations sur cette mucoviscidose qui affectait notre chère Véronique.

Une fois passée la phase de l'hébétude devant ce tableau qui ne nous paraissait pas bien clair, il faut le reconnaître bien humblement, notre désir de soigner de notre mieux ce bébé l'emporta sur l'abattement qui aurait pu s'installer de manière brutale.

Bien des parents connurent une annonce de diagnostic absolument épouvantable, le médecin leur recommandant de ne pas s'attacher à cet enfant car il allait disparaître en bas âge ! À vrai dire, il semble bien que chaque annonce fût catastrophique dans sa brutalité et dans le manque d'empathie que la situation exigeait et cela perdure en dépit du long travail d'amélioration de l'annonce du diagnostic.

À cette époque, peu de choses circulaient sur cette pathologie et le mot lui-même qui servait à la désigner n'était connu que de rares spécialistes et bien entendu des quelques familles qui voyaient cette « merde » leur tomber dessus.

Le docteur Théau connaissait l'existence d'un centre qui s'occupait de cette maladie, le Centre Hélio Marin à Roscoff où une consultation spécialisée était tenue par le docteur Jehanne, et, sachant combien cette pathologie exigeait des connaissances bien spécifiques, il nous pria de le consulter.

L'INTRUSE EST LÀ !

Le docteur Jehanne, barbe blanche soigneusement entretenue, qui pouvait avoir une bonne quarantaine d'années, nous accueillit avec beaucoup de chaleur, en ce début août. Après avoir refait le trop fameux test de la sueur, il confirma bien évidemment le diagnostic de mucoviscidose en mettant beaucoup d'empathie dans cette annonce qui allait signer un parcours bien singulier pour Véronique et dont nous n'imaginions pas la moindre parcelle.

Revenus chez nous, munis de quantité d'ordonnances à compléter en lien avec le docteur Théau, nous abordions la vie de soins de notre enfant avec beaucoup de courage et il en faudrait assurément !

Tout d'abord, il nous fallait nous assurer les prestations d'un kinésithérapeute, pour réaliser les drainages bronchiques qui devraient jour après jour être pratiqués afin d'éviter l'encombrement des bronches par un mucus qui s'avérait être épais et collant à la paroi des poumons. Le docteur Théau nous orienta vers un spécialiste du centre-ville, mais ce praticien était en vacances. Nous dûmes faire un repli vers un autre kinésithérapeute, Pierre, qui serait effectivement celui qui aurait en charge le nettoyage des bronches de notre toute petite fille.

A la vue de ses grandes mains posées sur le torse de Véronique, tout petit bébé d'à peine quatre mois, nous prîmes peur. Mais le propos rassurant de Pierre, sa gentillesse, son désir de débarrasser notre fille des mucosités qui l'empêchaient de bien respirer nous ramenèrent vite à une attitude raisonnable, car il ne se trouvait aucune alternative thérapeutique à cette méthode dite du clapping.

Véronique, installée sur sa table à langer dans sa chambre à l'étage de la maison, chaque matin voyait notre grand Pierre franchir le seuil de notre demeure pour aller directement vers sa chambre. Mijo ou moi assistions à cette séance qui durait entre vingt et trente minutes, en tentant de calmer notre enfant qui bien évidemment n'appréciait que fort peu l'exercice.

Les quelques premières semaines de cette pratique, à nos yeux un peu barbare, nous permirent de constater effectivement que le mucus libéré était autant d'obstacles en moins dans les petits poumons de Véronique et que, par conséquent, elle allait pouvoir mieux respirer. Avant et après la kiné, il fallait réaliser des aérosols qui duraient d'interminables minutes pendant lesquelles nous nous relayions tous les quatre pour lire des histoires à Véronique quand elle eut grandi.

Cette sacrée chipie trouva une formule qui nous marqua très fortement : « J'aime pas la kinésithérapie, mais j'aime bien mon kiné », ce qui ne l'empêchait pas de le mordre et lui arracher quelques poils sur les avant-bras en signe de rejet de cette kinésithérapie pourtant si indispensable ! On reconnut à Pierre le courage d'être resté malgré les petites misères endurées, avant qu'une réelle complicité ne se nouât.

J'avais coutume de dire et je maintiens l'affirmation : la kinésithérapie respiratoire est la pièce maîtresse du traitement de la mucoviscidose. Pas la moindre dérogation, chaque jour doit comporter une ou plusieurs séances selon l'état du patient, y compris les dimanches, jours de fête et vacances.

Dans la même période, les aspects digestifs que nous cherchions à maîtriser connaissaient une phase de progrès grâce aux extraits pancréatiques que nous ajoutions aux biberons. Cela leur conférait une odeur assez épouvantable, mais par chance, Véronique ingurgitait le produit sans la moindre opposition. Cette thérapeutique avait pour mérite essentiel de permettre à l'enfant de pouvoir absorber les matières grasses et par conséquent de prendre du poids et de grandir plus harmonieusement. Cela nous sortait d'une période où les matières grasses étaient bannies. Les différents changements de lait n'y faisaient rien, neuf fois nous dûmes en tenter un nouveau sans succès vraiment probant, jusqu'à ce dernier testé en provenance des États-Unis !

Ce n'est qu'à l'âge de huit ans que le régime drastique sans graisse imposé à toute la famille et aux amis prit fin grâce à l'apparition de gélules d'extraits pancréatiques gastro-protégées. Pour fêter l'événement, dès le lendemain, frites à la sortie de l'hôpital Necker à l'Hippopotamus le plus proche en vérifiant que pour la première fois il n'y aurait pas de douleurs digestives. Le chocolat était devenu accessible ! Quel bonheur après ces dix ans de régime qui marquèrent toute la famille ! Depuis cette époque, Isabelle et Benoît n'aiment plus les mets trop gras, Isabelle continue à ne boire que du lait écrémé et Benoît ne digère pas les confits de canards dont il est pourtant si friand.

Il est un aspect très particulier au plan de la nourriture qui nous laissa sans voix à plusieurs reprises, Véronique ne consomma jamais de fruits à noyau, une forme de « noyautophobie » jusqu'à un passé assez récent où seule la cerise eut les faveurs de la demoiselle ! Foin de l'abricot, de la pêche, de la prune ou tout fruit comportant un noyau qu'il fallait rejeter après l'avoir dépouillé de la chair de son fruit. Cela lui rappelait sans doute la notion de cracher lors de ses séances de kiné.

Nous étions bien entendu en lien constant avec le docteur Théau et le CHM de Roscoff. À ce sujet, je pense qu'il était tout à fait indispensable d'avoir cette vision à deux pôles pour assurer un suivi optimal liant tout à la fois la proximité du pédiatre de ville à la compétence très spécialisée d'un centre dédié à cette maladie. Il n'existait pas la moindre notion de compétition ou de concurrence, ce qui pour nous était essentiel et particulièrement rassurant. Au docteur Théau, le suivi au jour le jour, les urgences au cabinet et à domicile jour et nuit, la tenue des calendriers vaccinaux, le renseignement au plus près des éléments que le carnet de santé préconisait. Au docteur Jehanne, l'observation des paramètres très spécifiques de la maladie, paramètres que ce praticien quantifiait scrupuleusement afin d'alimenter une base de données qui était pour lui un référentiel extrêmement précieux.

Ces deux médecins, si attentifs à l'impact de la maladie sur la vie de notre famille, nous alertâmes sur la nécessité de ne pas fumer dans l'environnement de notre chère petite Véronique. Sous forme d'injonction, cette interdiction eut pour effet immédiat que nous cessâmes la cigarette du jour au lendemain. Mijo ne fumait qu'exceptionnellement et moi, j'en étais à une dizaine de cigarettes par jour. Point de patch, point de substitutif : ce fut un stop vigoureux sans la moindre rechute.

Tout au long de l'automne, nos trajets à Roscoff se faisaient à une fréquence régulière, nous mettant ainsi dans une relation qui se faisait de plus en plus directe avec le docteur Jehanne. Cet homme au beau visage ceinturé d'une barbe blanche bien maîtrisée, avec un regard d'une douceur remarquable, sans doute en raison du bleu très doux de ses yeux, affichait toujours un sourire très accueillant. La voix posée et calme, cette caractéristique signait la capacité d'une personne à entrer dans une relation bienveillante avec ses interlocuteurs.

Au fil des consultations à Roscoff, nous reçûmes de ce médecin une information qui nous apparut assez banale au départ en nous faisant part de l'existence d'une association qui s'occupait de mucoviscidose : l'Association Française de Lutte contre la Mucoviscidose, l'AFLM. Avec un prospectus édité par cette association, nous eûmes alors en main un sésame vers d'autres familles, elles aussi concernées par la maladie. Nous approchâmes alors l'association dont le siège était situé à Paris au boulevard Saint-Michel dans le sixième arrondissement.

Très simplement, nous connûmes ainsi les coordonnées des représentants locaux de l'association. Dès les tout premiers contacts, nous estimâmes nécessaire d'adhérer à cette association afin de n'être pas isolés, mais bien au contraire de cumuler nos forces avec celles des autres personnes déjà engagées.

En cette fin d'année, nous souhaitâmes pouvoir organiser le baptême de Véronique et notre ami Jacques serait l'officiant ; nous nous entourerions de Françoise comme marraine et Michel comme parrain. La cérémonie eut lieu dans l'église de Saint-Pierre au moment de Noël et toute la famille était là, bienveillante, autour de nous pour un événement qui nous tenait à cœur.

La fête qui s'ensuivit à la maison fut belle et nous étions en plein bonheur d'avoir pu rassembler les grand-mères, oncles, tantes et cousins autour de notre chère Véronique, si jolie petite fille dans sa belle robe blanche de baptême.

Au cours des jours qui suivirent, petit à petit, malgré les soins de kinésithérapie prodigués avec efficacité et régularité par Pierre, nous sentîmes que Véronique éprouvait des difficultés à respirer. Elle toussait plus abondamment et elle semblait se plaindre, ce qui ne nous inquiétait pas trop, car nous étions informés que cette maladie provoquait ce genre de difficultés. Mais au bout de quelques jours, il semblait plus difficile pour elle de bien respirer et notre amie Francine de passage à la maison nous fit remarquer que les petits doigts de Véronique bleuissaient, ce qui à ses yeux représentait un signe d'aggravation assez sérieux de son état pulmonaire. Elle nous recommanda alors vivement d'entrer en contact avec le docteur Théau. Ce dernier, venu à la maison à l'issue de ses consultations, nous intima l'ordre de nous rendre d'urgence à Roscoff afin d'y admettre Véronique car elle était en danger vital.

PREMIER GROS COUP DUR

Le 30 décembre 1978, l'admission de Véronique à Roscoff, dans une annexe du Centre Hélio Marin, le Laber, sonnait à nos yeux comme une alerte très sérieuse que nous n'avions pas vue venir…

Tristes à en mourir, nous annulâmes bien évidemment nos participations aux fêtes de fin d'année avec les amis et la famille pour nous concentrer sur le séjour déchirant de notre fille loin de nous.

Le Laber, une annexe du CHM posée aux abords de l'anse du même nom, présentait un aspect très austère aux caractéristiques architecturales sans grâce ; elle était dotée d'un service dédié aux enfants atteints de mucoviscidose soignés là au premier étage de cette bâtisse qui comportait trois niveaux.

La responsable de ce site, une infirmière, religieuse de son état répondant au doux nom de Maria Célina, régnait sur un service où séjournaient une trentaine d'enfants allant des tout bébés jusqu'à dix, douze ans. Elle avait la confiance du docteur Jehanne et du fait de son passé dans le service, elle était devenue la patronne incontournable de cette entité si spécialisée.

Le tout jeune docteur Jean-Yves Le Goff vint renforcer l'effectif des médecins et ni l'un ni l'autre ne ménageait sa peine devant l'ampleur de la tâche.

Conscients des enjeux, tous les acteurs de la chaîne de soins savaient que l'ennemi de la mucoviscidose était le mucus qui envahissait inexorablement les poumons des enfants et donc mission était donnée à tous de lutter contre ce mucus. À chacun selon ses compétences, aux médecins les prescriptions d'antibiotiques et médicaments de désencombrement, aux infirmières la mise en œuvre de ces prescriptions, aux aides-soignantes, l'alimentation de ces enfants en veillant à ce qu'ils consomment le maximum de ce qui était proposé. Et enfin aux draineuses, la mission redoutable de faire expectorer ces patients à l'aide de techniques apprises sur place, en améliorant telle ou telle pratique en fonction de l'acceptation du soin par l'enfant malade.

Véronique arrivée en ces lieux en détresse respiratoire avancée se voyait appliquer quatre séances de drainage quotidiennes entre les mains expertes de ces femmes dites draineuses et qui consacraient une énergie farouche pour aider l'enfant dont elles avaient la charge. Chacune de ces draineuses, combien étaient-elles ? cinq ou six peut-être, devenait implicitement la « maman » de cet enfant qui était sous sa haute et bienveillante protection. Gloire soit rendue à ces personnes qui développaient une énergie absolument phénoménale pour que vivent ou survivent ces petits malades.

À l'évocation de ces personnes, je frémis encore devant l'obstination acharnée pour gagner la lutte contre ce mucus qui s'installait très dangereusement dans ces petits poumons. Elles ont toute mon affection pour le restant de mes jours.

Combien de fois allâmes-nous au Laber ? Nous n'avons jamais tenu de comptabilité et chaque déplacement était toujours source d'angoisse, de questionnement. Comment allions-nous trouver notre Véronique ? Se désencombrait-elle de ce sacré mucus si épais, si envahissant ? Sœur Maria Célina nous accueillait immuablement sans beaucoup d'effusions. Son quotidien était sans aucun doute marqué par la dureté des situations vécues par ces enfants qu'elle devait soigner à défaut de les guérir, car la maladie restait létale, profondément létale.

À ce sujet, questionné sur le pronostic de la maladie, le docteur Jehanne nous lâcha un jour une phrase qui restera à jamais gravée en ma mémoire : « Il arrive que certains enfants atteignent l'adolescence ». C'est le genre de sentence à laquelle on ne s'attend pas vraiment de la part du médecin qui a votre bébé de quelques mois en charge.

C'est sans doute aussi pour cette même raison que Sœur Maria Célina n'affichait jamais un optimisme démesuré, elle qui était au quotidien en contact avec ces bébés, ces enfants, ces malades qu'elle ne voyait jamais guérir. Rude mission pour un soignant que celle qui lui incombait, avec son équipe de draineuses.

Au fil des semaines, nous constations peu à peu que notre chère Véronique reprenait des forces, qu'elle présentait un visage plus apaisé et que sa respiration se faisait moins douloureuse. Nous sentions la vie lui revenir et nous nous armions de patience. Absolument désireux d'accompagner ces progrès, nous décidâmes de louer une chambre à proximité du Laber chez des personnes extrêmement aimables qui demeuraient à Santec à deux pas du terrain de camping. Manifestement cette famille avait une longue expérience de la location à des familles qui, comme nous, souhaitaient accompagner leurs enfants, soit à Perharidy, soit au Laber. La compassion dont ils faisaient preuve n'avait d'égale que la discrétion qu'ils témoignaient, ne cherchant pas à savoir des choses qui ne les regardaient pas, mais bien au contraire à vouloir nous rendre service sur les petites tâches du quotidien.

Il était vraisemblable que nous aurions pu y rester bien plus longtemps, mais nous avions bien à l'esprit que nos aînés avaient besoin de nous. Nous ne pouvions pas exploiter indéfiniment les grand-mères pour la garde de deux enfants encore petits et donc exigeant de soins et d'attentions au quotidien. Le soutien actif de Jacqueline, très proche de nous et de sa sœur Mijo, serait particulièrement indéfectible et le demeure encore à ce jour.

Au rayon des anecdotes, celle qui suit a fait longtemps l'objet d'histoires que l'on se raconte. Un mercredi durant le séjour au Laber de Véronique, nous fûmes invités à déjeuner chez Joël et Renée et après quoi nous prendrions la route pour Roscoff. Moment fort convivial, comme il se devait dans toutes ces circonstances et quelque peu arrosé sans doute, clôturé par un digestif digne de ce nom. Puis nous prîmes le chemin de Roscoff, sans doute un peu culpabilisés d'avoir un peu « traîné » à table, je demandais au break Renault 12 de sortir les chevaux-vapeur pour rattraper le retard. Ce qu'il fit et pour notre malheur, deux motards de la gendarmerie nous captèrent dans leur radar et nous sommèrent de nous arrêter, ce que nous fîmes sans discuter.

« À combien roulez-vous ? » me demanda l'un des gendarmes… Innocemment, je lui répondis : « Vers 115 km par heure ». Je devinais à son sourire en coin que je n'étais pas dans le vrai et il me dit en me montrant son cadran : « 142 km par heure ».

Épaté de constater les performances de ma voiture, je fis quand même profil bas et j'attendis… J'attendais que le second gendarme, s'approchant de moi, m'imposât de souffler dans le ballon ! Diable ! Cela se compliqua et tentant le tout pour le tout, dans une démarche audacieuse, je précisai à ce gendarme que je sortais de l'école de Pontanézen qui jouxtait la caserne de résidence de ces deux motards. Je lui brandis alors, outre le permis de conduire et les documents du véhicule, ma carte SNCF d'Officier attachée à la fonction de chef de travaux de l'arsenal. Il se ravisa alors et remit son ballon dans son étui et me fit savoir que j'avais bien de la chance. Il se contentait de me verbaliser par une amende et une suspension du permis de conduire dont le tribunal fixerait la durée. Ouf ! On était à deux doigts d'une sanction bien plus sévère et je crois que cet épisode fut une excellente leçon. Comment avais-je pu avoir un tel comportement ?

Durant ces mois de séjour au Laber, Véronique dans son lit à barreaux grandissait et peu à peu, avec l'aide des grands enfants qui l'entouraient, elle acquit la station debout. Chaque visite que nous lui faisions nous montrait les progrès qu'elle réalisait jusqu'au moment où, à 10 mois et demi, nous la vîmes faire ses premiers pas, entre les jambes de Nicole, une grande fille qui pouvait avoir onze ans et qui mettait un point d'honneur à accompagner notre fille dans l'apprentissage de la marche. C'est ainsi que nous la découvrions s'avançant vers nous d'une démarche bien sûr chancelante, en éclatant de rire.

« Quel bon tour je vous fais n'est-ce pas ! » semblait-elle nous dire. Nous pensions que ce confinement en chambre et lit à barreaux n'aurait pas été propice pour la marche, en ayant en mémoire le caractère un peu tardif de cette acquisition chez les aînés.

En quelque sorte, un pied de nez de ce point de vue ! Mais en revanche, le peu de mots prononcés, nous faisait penser que la maladie avait quelque peu aboli les fonctions du langage, ou peut-être s'agissait-il simplement des conséquences du peu d'échanges que les soignants avaient avec un tout petit bébé qui ne s'exprimait pas beaucoup ?

Tout au long de ce séjour au Laber, nous fîmes connaissance avec d'autres parents d'enfants malades et plus particulièrement avec Marguerite qui habite au Landais à Brest et dont le petit Erwan, âgé de six ans, séjournait également au Laber depuis quelque temps. Nous sympathisâmes rapidement et Marguerite acceptait volontiers de venir avec nous jusqu'à Roscoff afin de visiter son petit homme. Ce garçonnet tout blond et frisé était le petit dernier d'une fratrie de cinq enfants et sa maladie connue depuis longtemps l'avait conduit depuis Brest jusqu'à Roscoff où le docteur Jehanne pouvait effectivement le soigner.

Marguerite avait déjà perdu deux enfants de cette maudite mucoviscidose et les trois enfants qu'elle élevait avec son époux vivaient dans l'espoir qu'on arriverait bien à trouver un remède à cette foutue maladie.

Après trois mois et demi de séjour, Véronique est sortie du Laber la veille de son premier anniversaire et quelle joie pour nous de la voir en capacité de souffler cette première bougie sur le gâteau qui clôturait le repas festif. Un an ! Marche acquise, notre minette allant et venant dans la maison, encore un peu titubante, mais bien vite cette démarche s'affirma pour la plus grande joie de tous.

Nous remarquâmes que pour être rompue aux soins reçus tout au long de son séjour au Laber, Véronique avait sans nul doute acquis des réflexes défensifs. Elle les déploya à grands cris et crises de larmes quand, par un beau jour de printemps, Jacqueline s'avisa de porter un joli chemisier blanc qui, aux yeux de notre minette, représentait le monde du soin.

Effectivement cette constatation faite, après avoir changé son vêtement, Jacqueline obtint les grâces de Véronique, sourires et babils en tous genres, témoins d'une affection partagée.

DES RENCONTRES DOULOUREUSES

Au cours de cette année 1979, avec Mijo nous rencontrâmes quelques familles concernées par la mucoviscidose et nous eûmes bien conscience de notre impuissance devant cette maladie totalement inconnue de notre entourage et du grand public.

J'éprouvai un grand désarroi en me rendant aux obsèques d'un enfant dont les parents étaient représentants de l'association dans le Finistère et je voulus témoigner une forme de solidarité à cette famille si cruellement touchée. Je reconnais que pour cette première circonstance dramatique due à la mucoviscidose, je ne m'imaginais pas combien de fois je serais confronté à cette douleur insoutenable devant des parents impuissants, malgré les grandes et réelles bonnes volontés des soignants à qui nous confiions nos chers enfants.

1980, terrible drame pour Marguerite qui vit partir son cher Erwan ; cette maman que nous avions beaucoup fréquentée lors de nos déplacements communs à Roscoff, nous étaient devenue extrêmement proche. La disparition de son petit garçon à l'âge de huit ans nous bouleversa littéralement. Nous prîmes le parti de faire une intervention lors de la cérémonie des obsèques et je dois avouer que la fin de ma prise de parole devait être totalement inintelligible tant j'étais submergé par l'émotion. Insupportable, la mort d'un enfant dans ce contexte si tragique où, pendant sa courte vie, cet enfant aurait consacré toute son énergie à ses soins pour finir comme cela, usé par un combat bien trop inégal ! Je ne m'habituerai jamais à ces décès toujours trop douloureux.

Comment repartir après une telle épreuve ? Comment rebondir dans un combat qui semblait perdu d'avance ?

Mais l'énergie ne manquait pas et notre couple avait besoin de s'engager dans un combat singulier contre une véritable nuisance qui anéantit trop de vies d'enfants qui ne demandent qu'à vivre, à rire et à être aimés. C'est sans doute là l'un des carburants de cette lutte acharnée qui ne connaît pas le moindre répit.

Avec le temps, la force me vint de pouvoir affronter la douleur des familles en leur proposant d'être acteur de la cérémonie d'obsèques de leur enfant quand elles le souhaitaient. Et j'étendis cette proposition à bien d'autres circonstances non liées à la mucoviscidose, mais tout aussi dramatiques.

1980 Planche d'élan !

1980 restera une année sacrée pour la mucoviscidose à Brest ! Notre volonté farouche de sortir cette maladie de l'ombre n'aurait d'égale que le désir de voir nos effectifs associatifs devenir plus importants et nous aurions le plaisir de voir de nouveaux parents se joindre à nous. Animés du même désir de comprendre cette maladie qui assaillait nos enfants, nous étions soucieux de voir les champs de la recherche s'ouvrir et surtout pleins de cette vitalité que les jeunes parents mettent en œuvre pour que leurs enfants se portent le mieux possible.

Tout nouvellement entrés dans cette grande famille de la mucoviscidose, Jacques et Annie faisaient volontiers le déplacement jusqu'à Brest depuis leur Trégor costarmoricain où ils travaillaient et vivaient avec leurs deux enfants, fille et garçon, ce dernier étant atteint de cette foutue maladie.

Il est vraisemblable que la période de sidération consécutive à l'annonce du diagnostic avait rapidement fait place à la volonté de se battre aux côtés de ces autres familles que nous pouvions connaître du fait de nos rencontres sur le site de Perharidy, au moment des consultations pour nos chers enfants malades.

Nous eûmes connaissance de la volonté de la Ville de Brest d'organiser en septembre 1980 un forum des associations. Toutes celles qui désiraient y participer étaient conviées à se faire connaître afin de disposer d'un stand, dans cet événement de grande ampleur qui allait se tenir sur la place de la Liberté à Brest. Avec les quelques familles recensées sur Brest et les environs, nous organisâmes cette manifestation. Un stand nous permettait de nous tenir à la disposition du public pour répondre aux éventuelles questions qui pouvaient surgir à propos de la mucoviscidose.

Ce fut un choc extraordinaire ! Pas une personne ne connaissait la maladie, mot imprononçable et qui suscitait l'étonnement.

Les personnes les plus hardies se lançaient dans la description d'une maladie qui atteignait les bovins, ou les lapins, d'autres se risquaient à évoquer des maladies issues des champignons. Bref, toutes sortes d'hypothèses nous étaient soumises et aucune d'entre elles ne touchait la bonne réponse, à part peut-être quelques rares soignants qui s'aventuraient, peu nombreux, dans ce genre de manifestation.

Le choc de ce forum aux associations révélant un constat manifeste de l'ignorance du grand public me conforta dans l'idée qu'il fallait absolument faire sortir cette maladie de l'abîme d'indifférence totale dans lequel elle se trouvait. Les modestes moyens que nous avions mis en œuvre avec le concours du siège national de l'AFLM nous montrèrent bien vite les limites d'une communication bien trop confidentielle. Comment faire évoluer la diffusion de l'information et la communication sur cette maladie ?

Bien sûr l'AFLM, via les campagnes de cartes de vœux de fin d'année et la vente de maints objets fit rentrer quelque argent dans ses caisses, mais cela restait extrêmement insuffisant en direction du grand public et de ses adhérents. Il faut bien reconnaître que l'association n'avait pas grand-chose à dire si ce n'était que la maladie qui atteignait nos enfants est une maladie grave. Nous en restions au stade du constat et n'avions rien à proposer en pistes de recherche très concrètes. Certes, quelques chercheurs se manifestaient, mais les domaines de la recherche fondamentale restaient encore de vastes chantiers à ouvrir. En revanche, dans le domaine de l'amélioration des soins, des efforts louables se faisaient jour. Mais ils n'apportaient que peu de grandes innovations. Les responsables nationaux de l'association se démenaient pour faire connaître cette maladie, mais les médias étaient peu mobilisables à ce propos, compte tenu des faibles effectifs concernés.

Le délégué breton de l'AFLM, Jean-Yves, avait un fils malade et toute l'énergie à combattre cette maladie était essentiellement concentrée sur cette vente de cartes de vœux de fin d'année.

L'autre activité consistait à organiser l'assemblée générale des adhérents parents de patients et d'une manière très traditionnelle. Cette réunion se tenait au Centre Hélio Marin de Roscoff. Nous y retrouvions les soignants, médecins, infirmiers et les personnels qui avaient en charge l'accueil des jeunes patients.

Quelques personnes composaient cette assemblée et leur faible nombre témoignait bien tristement de la méconnaissance de l'association dans ce contexte. Au contraire, il aurait été plus que pertinent de regrouper des forces qui auraient eu au moins le mérite de prodiguer un soutien réciproque devant ce mal si peu connu dans l'opinion publique.

L'ENGAGEMENT AFLM SE CONFIRMAIT

Du côté de l'association AFLM, la dynamique que l'on sentait poindre sous la férule de Jacques et des quelques familles qui l'entouraient, aboutit peu à peu à faire évoluer l'idée qu'il fallait sortir la mucoviscidose de sa confidentialité. Mais comment y parvenir ?

Une idée soudaine me vint à quelques mois de la foire Saint-Michel, qui est l'événement commercial du dernier week-end de septembre, au cours duquel tous les marchands qui le veulent, ou le peuvent, sont présents avec leur étal dans les rues du centre-ville. Cette manifestation est la plus populaire de Brest et draine des dizaines de milliers de badauds qui viennent faire des achats à bon compte auprès de commerçants censés brader des produits de toute nature, depuis l'alimentaire, au vestimentaire en passant par l'outillage, la vaisselle, bref, la foire à tout !

Cette idée qui germa consistait à solliciter la générosité du public sur la base d'un don minime de vingt centimes de franc, ce qui n'empêchait pas, bien sûr, celui qui voulait se montrer plus généreux de nous remettre qui un franc, qui dix francs, qui vingt francs…

Notre idée ayant pris corps, la municipalité de Brest, sollicitée, mit à notre disposition un bus transformé en bibliothèque itinérante, appelé fort justement Bibliobus, grâce à Yves. Nous l'installâmes devant la poste principale en haut de la rue de Siam.

À l'aide d'une puissante sonorisation, à tour de rôle, nous interpellions la foule des badauds afin qu'ils nous versent ce modeste écot de vingt centimes ou plus selon le bon vouloir de chacun. Ce qui au final rencontra une belle adhésion du public.

Les forains voisins n'avaient pas forcément la même mansuétude à notre égard car cette sono particulièrement active ne s'arrêtait que le soir au moment du remballage.

En contrepartie, nous offrions un tract très succinct qui donnait une Information minimale sur la mucoviscidose.

Nous estimâmes alors que l'objectif premier de sortir la maladie de sa confidentialité était en partie atteint en direction du grand public. Mais bien au-delà de cet aspect, nous avions surtout établi autour de nous des relations nouvelles avec des familles qui n'avaient sans doute jamais connu la publicité autour de cette maladie qui leur compliquait la vie. Qui plus est, le mouvement populaire ainsi créé attirait la sympathie de bien des personnes qui rejoignaient volontiers un groupe de parents, bien décidés à en découdre avec un mal implacable.

François, qui avait eu le malheur de perdre son garçon en cette même année, avait construit une énorme tirelire en forme de maison aux couleurs pimpantes, laquelle trônait sur une table devant le bibliobus. Elle était le réceptacle de ces milliers de pièces jaunes et autres billets. Toute la journée, les donateurs nous faisaient l'amabilité de verser quelques menues monnaies et ce, sur la durée totale de foire Saint-Michel, soit trois jours durant.

Éreintés, enroués, nous finissions nos journées littéralement épuisés, mais tellement heureux d'avoir enfin pu parler de la mucoviscidose à la population de Brest !

En fin de journée, nous ramassions nos pièces dans de grands sacs que la banque mettait à notre disposition, afin de transporter le trésor du jour jusqu'à la succursale de Saint-Pierre où André avait pris la décision d'accepter toute cette menue monnaie.

C'était au terme des trois journées de collecte que le tri des pièces et le comptage furent réalisés au moyen de la trieuse de monnaie qu'André mit à notre disposition.

Quelle épopée !

Cette forme d'action très marquante fut renouvelée trois années durant, entraînant le même attachement des familles à la nécessité de sortir la mucoviscidose de son antre d'ignorance. Hurlant à tue-tête, tour à tour, les porte-voix de l'association s'égosillaient sur les marches de ce bibliobus si bien adapté à cette mission.

Nous eûmes, par cette action, une notoriété qui marqua assez profondément l'opinion publique au point que la formule connaîtrait des répliques à l'usage de bien d'autres associations au cours des années suivantes. Ce fut notre première collecte d'un montant significatif.

1985 : Le début d'une nouvelle aventure associative

L'Association Française de Lutte contre la Mucoviscidose organisait chaque année son assemblée générale annuelle au siège de l'association au 66 boulevard Saint-Michel, à Paris, bénéficiant de la généreuse hospitalité du comité de lutte contre le tabagisme.

Le bureau de notre association comportait alors pour tout effectif une secrétaire secondée par quelques bénévoles extrêmement dévoués.

Chaque année donc, l'occasion était donnée aux adhérents de toute la France de participer à cette assemblée générale statutaire et d'entendre les différents rapports exigés par les statuts et règlement intérieur.

La salle au rez-de-chaussée de ce bâtiment commençait à se faire un peu exiguë, et c'était tout à fait bon signe car cela traduisait objectivement un accroissement numérique de nos adhérents.

C'était une manifestation annuelle quasi rituelle qui voyait se succéder des orateurs porteurs de bilans de l'action de l'association dans ces domaines que l'on qualifiait de vocatifs et qui étaient rarement l'objet de questionnements et encore moins de contestations.

L'attente était forte chez ces parents qui venaient ici chercher une information porteuse d'espoir, une éclaircie dans le noir tableau que dressait la maladie devant leurs yeux incrédules ; pourquoi nous ?

Force était de reconnaître que la parole médicale était dépourvue de sensationnel, tant la maladie restait mystérieuse. Les tout grands professeurs de médecine étaient à l'affût d'éléments nouveaux qui pourraient donner espoir, mais en vain. La maladie se voulait secrète et le demeurait obstinément au grand désespoir de tous ces parents qui traversèrent la France pour entendre tinter une petite musique porteuse d'espoir.

C'était un peu la routine qui se déroulait et la plupart du temps, les participants n'avaient qu'une hâte, c'était de pouvoir échanger à l'issue de la réunion avec les participants venus des autres régions de France. Les liens se nouaient et devenaient vite amicaux et donnaient lieu à des échanges de téléphone, d'adresses en vue de contacts futurs.

L'année 1985 serait précisément un bouleversement dans ce fonctionnement dans la mesure où la salle s'avérerait trop petite pour contenir les participants à cet événement annuel, signe s'il en était que le nombre des adhérents atteignait un niveau jamais égalé. Ce fut donc dans un hôtel du 15e arrondissement que nous retrouvions les adhérents en vue de cette assemblée générale qui allait donner une autre image de notre association.

Une nouvelle équipe se révélait composée de trois éléments moteurs essentiels, les deux Michel et Rémi, tous issus de l'ancienne équipe et animés du même désir de tourner la page d'une association dont le président n'offrait pas la démarche dynamique qui nous manquait si cruellement.

La décision prise, la détermination totale, les choses allaient changer, exit Jean-Louis, le président historique, place à Michel, l'Auvergnat. Pour le seconder, Rémi comme secrétaire général et Michel comme trésorier. On allait alors assister à une métamorphose de cette association qui ne proposait qu'un fonctionnement plutôt léthargique s'autosatisfaisant des maigres recettes de quelques kermesses organisées ici ou là et faisant de la campagne de cartes de vœux l'action essentielle destinée à financer son action.

Le trésorier, tout fraîchement rentré des États-Unis où son travail l'avait conduit durant quelques années, exprima sa façon de voir les choses en matière de développement associatif. L'idée qui prévalut fut que nous devions investir pour pouvoir développer l'association. Son action au service de cette communauté de malades était attendue de pied ferme, la dynamique de recherche ou d'amélioration des soins devait être réalité.

Il fallait développer un concept que les associations des États-Unis utilisaient beaucoup et notamment la Cystic Fibrosis Fundation (CFF) pour collecter des fonds avec une efficacité remarquable. Le principe, d'inspiration anglo-saxonne, pour une solidarité ciblée sur une situation sensible donnée, faisait appel à une générosité publique amplifiée par le truchement d'une activité sportive.

Un exemple, pour être tout à fait simple, la famille Morrisson connaissait des difficultés financières à cause d'une maladie survenue sur la personne de Jim. Les voisins ou les amis eurent connaissance de ce drame, réfléchirent et organisèrent une marche sportive dans le secteur en invitant chaque marcheur à collecter un dollar par kilomètre parcouru auprès de toutes ses relations, familiales, amicales, de travail et plus largement si nécessaire. L'ensemble des marcheurs, par dizaines ou par milliers, selon le degré de mobilisation atteint, mit en commun les sommes collectées qui furent ensuite remises à la famille Morrisson pour la sortir de ce mauvais pas financier.

L'expression anglaise de cette façon de faire trouva une traduction française sous l'appellation de « marche parrainée ». Michel, le trésorier en séduisit plus d'un au cours de cette assemblée générale hors les murs. Son enthousiasme communicatif, sa combativité firent mouche et l'idée son chemin au sein de la nouvelle équipe de l'AFLM.

Il restait à mettre en musique une méthode qui puisse être applicable en France en révolutionnant totalement nos principes de collectes de fonds, sans pour autant abandonner nos actions antérieures.

L'année serait celle de la réflexion sur le sujet et la mise en œuvre trouverait une première expérimentation le 19 mai 1985. Et ce serait le point de départ d'une grande réforme de notre collecte de fonds.

1985 : Nouvelle aventure médicale

Aux séjours de la Bourboule pour les cures thermales de Benoît vint s'instaurer une autre série de cures pour moi afin de traiter de bien gênantes douleurs auriculaires. La bonne pratique des cures thermales de Luchon s'imposait en apportant tous les bienfaits des eaux sulfureuses de la chaîne thermale des Pyrénées. Bien évidemment, nous étions tous les cinq du voyage et comme c'en était la pratique, nous trouvâmes chez l'habitant un hébergement pour les trois semaines de soins exigés pour une cure efficace.

Après les trois années de cure qui se déroulèrent bien en général, chaque année, nous quittions Luchon pour les rivages catalans et plus précisément à Port-Barcarès pour un séjour de vacances en bord de Méditerranée. Un village vacances particulièrement bien équipé, quoique très fréquenté, nous donnait un accès direct à la mer sans la moindre route à traverser. La plage était immense et l'on ne se bousculait pas. Quelques animations bien senties, des équipements bien pensés, la possibilité de n'être pas en situation de promiscuité et la proximité de l'Espagne ou d'un arrière-pays du Roussillon avaient le bonheur de nous donner un véritable temps de vacances, comme nous le souhaitions au sortir de ces cures finalement assez contraignantes.

La dernière année, 1985, nous délaissâmes Port-Barcarès pour Argelès-Plage et nous quittâmes Luchon en constatant que Véronique présentait un visage boursouflé. Était-ce une quelconque piqûre d'insecte ? Le médecin consulté nous donna un traitement qui devait améliorer sa situation. Si le trajet Luchon-Argelès s'est déroulé sans souci, notre petite Véronique avait toujours le visage agrémenté de cet œdème fort peu gracieux et qu'elle ne voulait pas voir, ce qui l'avait conduit à masquer les miroirs de notre logis.

Décidés à en finir avec cette physionomie peu amène, nous consultâmes un pédiatre de Perpignan qui constata qu'il s'agissait non pas d'une agression d'insecte, mais bien d'une allergie dont il fallait déterminer l'origine. Ce qui lui apparaissait en premier ressort relevait d'une recherche poussée en allergologie que nous n'aurions pas le temps de conduire sur Perpignan. Moyennant quoi, il nous prescrivit un traitement antiallergique à vocation immédiate en nous recommandant bien de voir notre pédiatre en rentrant sur Brest, au terme de notre séjour catalan.

Bien entendu, nous suivîmes le conseil de cet éminent praticien et le docteur Théau, après quelques recherches, se rendit à l'évidence : il fallait faire une recherche poussée en allergologie. Sur ses bons conseils, nous fûmes orientés vers le CHU d'Angers où exerçait le professeur Sabbah, allergologue de renom qui saurait bien évidemment trouver l'origine de cette allergie aux effets si spectaculaires. Et pour cela, une semaine de séjour était à prévoir dans le service de cet éminent professeur, séjour pour lequel nous dûmes organiser la garde des deux aînés, tout autant que notre propre hébergement à proximité de ce CHU. Au demeurant, ledit CHU avait une convention bien établie avec une institution amie : le Logis Ozanam qui avait vocation à accueillir les familles des patients hospitalisés durant une période donnée.

Ce n'est jamais simple de laisser un enfant derrière soi quand on quitte l'hôpital. Pour compliquer le tableau, les infirmières ou cadres infirmiers, en l'occurrence des religieuses, en habit à cornette, se montraient aussi peu empathiques que possible, ne tentant aucune démarche pour apaiser Véronique qui pleurait chaudement chaque soir !

Mijo et moi rentrions bien penauds au Logis Ozanam et rongions notre frein devant une telle attitude. Cependant, les tests se poursuivaient avec toute la rigueur exigée dans cette discipline. Au terme de la semaine d'hospitalisation programmée, nous n'eûmes pas la franche certitude de connaître la cause profonde des troubles constatés. Était-ce la capsule des gélules d'extraits pancréatiques qui était en cause ?

Rentrés au pays après ce séjour angevin dont la douceur légendaire aurait dû nous bercer de félicité, nous avons retrouvé notre bonne vie familiale brestoise avec nos trois enfants sans avoir résolu le problème de Véronique, le phénomène allergique restant quelque peu mystérieux, hormis peut-être une intolérance aux enveloppes des gélules d'extraits pancréatiques...

À quelques jours de cet épisode, nous constations que Véronique s'encombrait un peu plus et le docteur Théau, au vu des analyses, se proposa de nous diriger vers le service pédiatrie de l'hôpital Morvan. Les microbes et autres bactéries découvertes firent apparaître des dangers que les soins à domicile par voie orale ne permettraient pas d'éradiquer. Le couperet tomba, les analyses révélaient la présence de *Pseudomonas aeruginosa* aussi appelé pyocyanique, contracté à Luchon, Argelès ou Angers. Le docteur Le Fur nous accueillit dans son service Marfan. Il nous indiqua qu'en effet, « les sales bêtes révélées » ne pouvaient être vaincues sans le recours à une antibiothérapie intraveineuse qui ne pouvait se conduire qu'en milieu hospitalier. Et de préciser qu'il s'agissait d'un traitement qui imposait une hospitalisation complète de deux semaines environ au cours de laquelle un traitement par perfusion intraveineuse serait prodigué deux à trois fois par jour.

Quel choc ! Le docteur Le Fur savait parler aux enfants et il avait beaucoup de considération pour les parents qui accompagnaient les enfants hospitalisés. Il nous mit en confiance en nous indiquant qu'il nous serait possible de passer la nuit aux côtés de Véronique sur un lit pliant si nous le souhaitions. Quelle question ! Mais bien sûr qu'on voulait rester à ses côtés et nous nous organisions pour être présents à Kerzudal avec nos deux grands, tout en assurant une permanence à l'hôpital.

Dire que cette première hospitalisation fut de tout repos serait mentir assurément, mais savions-nous qu'elle inaugurait une si longue série de séjours en ces lieux que nous ne connaissions pas ? Notre chance, si l'on peut parler ainsi, fut que nous arrivions dans un bâtiment tout neuf aux couleurs pimpantes, aux volumes intéressants avec salle de bain dans chaque chambre et une salle de jeux commune, le tout desservi par des couloirs très aérés avec des vues imprenables sur la ville.

Apprivoiser le monde de l'hôpital, en connaître les codes, déchiffrer les messages subliminaux, apprécier les personnes pour leurs soins, leur service, toutes ces considérations entrèrent très vite dans l'intellect de Véronique. Elle avait très bien compris que, de ces personnes qui œuvraient autour d'elles dépendait son retour en bonne santé et que chacune d'elles avec sa compétence avait une mission bien ciblée. La gamine de sept ans, loin d'être sotte, savait bien apprécier le travail de ces personnes qui l'entouraient. Elle mesurait que la complémentarité de leurs actions était une savante dynamique que le docteur Le Fur orchestrait avec brio, en s'appuyant sur ses cadres de santé, toutes dévouées à son service.

1986 : L'ENGAGEMENT SOCIAL…

Ce serait une grande année !

J'achevai mon exercice de permanent syndical le 1er juin 1986 après avoir été élu nième suppléant sur les listes CFDT, aux conseils d'administration des organismes sociaux et plus particulièrement de la caisse d'allocations familiales du Nord Finistère avec la même structure pour le Sud Finistère.

La CFDT disposait de quatre sièges et donc d'autant de suppléants au nombre desquels je figurais. Passèrent les années et peu à peu disparurent les titulaires pour des raisons diverses. Le nième suppléant que je fus finit par être appelé à siéger dans cette institution aux côtés de militants très expérimentés sur le fait social. Je m'y intéressais et devenais peu à peu familier des séances de ce conseil d'administration.

Il en faut du temps pour comprendre les mécanismes de ces mastodontes que sont les organismes sociaux ! Le paysage syndical, dans sa diversité, est en cohabitation avec les organismes patronaux, les associations de citoyens, les habitants via les structures de quartier que sont les centres sociaux. Ce fut une tout autre vision de l'engagement syndical, mais qui n'était pas pour me déplaire, bien au contraire, car l'ouverture sur la cité représente une certaine exigence pour moi.

L'investissement en direction des organismes sociaux était une suite logique de ce que je pratiquais déjà dans le cadre de l'Action Sociale des Armées (ASA) où sur la base d'une élection syndicale, j'avais commencé à siéger une dizaine d'années auparavant, à la fois au comité social et à la commission restreinte de secours.

La première instance avait pour mission de développer une politique d'action sociale pour laquelle une représentation paritaire civils/militaires se rencontrait autour des personnels permanents de l'ASA. C'était sous la présidence d'un représentant de l'amiral préfet maritime ; les débats s'avéraient parfois acharnés au sein de la représentation civile alors que les représentants militaires obéissaient au doigt et à l'œil au président de séance en raison du principe sacro-saint de l'armée en général : « je ne veux voir qu'une seule tête ! ».

Le contrevenant militaire, un tant soit peu contestataire, était vite mis au pas.

La seconde instance plus restreinte comme le suggérait son intitulé permettait à quatre ou cinq représentants militaires et civils de statuer sur les situations de secours d'urgence. Comme pouvaient l'exiger certains événements venus perturber la vie d'une personne ou d'un couple, ou encore pour faire face à des accidents de la vie, qu'ils soient d'origine professionnelle ou personnelle.

Ce qui marqua cet engagement, me semble-t-il, consista à extraire la fonction militaire et l'arsenal d'une certaine forme d'isolement dans lequel ces deux communautés s'étaient laissé enfermer. Il faudrait bien des années et beaucoup de convictions pour faire que l'événement phare de l'action du comité social arrive à se conjuguer avec d'autres acteurs de la cité. Je veux parler du spectacle de Noël qui, enfermé dans sa tour d'ivoire de la Défense, périclitait d'année en année car les uns et les autres, militaires ou civils, n'y portaient plus que peu d'intérêt.

Il aura fallu se battre contre les vieux démons issus des préjugés pour qu'enfin vienne la possibilité de mettre en commun et des initiatives et des moyens et une programmation pour permettre la réalisation d'un temps festif digne de ce nom. Celui-ci devait plaire à toute une population relevant de structures sociales de type comités d'entreprises et associations caritatives.

Ce fut une très grande victoire qui fait qu'aujourd'hui encore cette démarche perdure à l'Aréna pour le plus grand bonheur des enfants de notre secteur au temps des fêtes de fin d'année.

Cette option assez profondément ancrée pour l'action sociale au bénéfice d'usagers ou pour défendre la cause des victimes de soubresauts dans leur parcours singulier (à l'occasion d'une maladie grave, d'une invalidité ou d'un décès) me plaça toujours dans la position de celui qui avait peut-être la possibilité d'intervenir pour soulager une douleur occasionnée de manière souvent assez brutale. La compassion, l'empathie ou la bienveillance sont au rendez-vous et s'exercent avec le plus grand respect de ces personnes affectées par un drame. Certes, de temps à autre, des situations émergeaient qui étaient issues de pratiques peu louables, mais fallait-il pour autant condamner ? Mieux vaut réparer avec l'espoir de réhabiliter que de jeter l'anathème d'emblée sur ces personnes qui finissent par trouver le bon chemin grâce à une intervention sociale plus pédagogique que répressive.

C'est cette même appétence pour la vision d'une société qui se veut attentive qui me poussa dans les méandres des organismes sociaux. Je dois dire que la tâche était à mes yeux titanesque, encore fallait-il aborder le domaine sous ses aspects les plus communs de la cohabitation avec des organisations ou des groupes différents. Ceux-ci allaient faire valoir, chacun en ce qui les concernait, les idées et les propositions qui leur étaient bien spécifiques. Et tout ceci devait évidemment finir par créer un climat constructif avec le respect mutuel des opinions variées, exprimées autour d'une table dite paritaire. Cela relevait parfois de la prouesse diplomatique à moins qu'il ne s'agisse de compromission pour ne pas risquer d'enrayer la machine !

Cette façon de construire une politique sociale qui s'appuie sur tant d'opinions différentes génère parfois des frustrations. Le dialogue instauré ne permettait pas véritablement l'expression d'une force supérieure à tous les clivages et le large consensus était quelquefois vœu pieux. Il reposait sur un accord a minima qui donnait satisfaction à très peu de ces interlocuteurs qui avaient pourtant, la main sur le cœur, promis que l'accord le plus large serait enfin mis en œuvre.

Il sera dit que le fait social est complexe dans son élaboration tant il fait appel aux capacités de chacun à écouter l'autre, à tenter de le comprendre et surtout à agir en partenaire et non en adversaire. Tout se passe comme si les enjeux communs ne peuvent exister que dans l'imaginaire, bien loin des aspirations respectives des composantes d'un groupe aussi hétérogène de par les origines sociales.

Et que dire lorsque, s'ajoutant aux problématiques d'une structure donnée, les intérêts locaux géographiques, quelque peu rivaux au plan d'une recherche d'une suprématie supposée, viennent ajouter encore un peu de confusion dans la mise en œuvre de projets régionaux.

Chaque entité dispose de sa vérité, en fait une force majeure qui aura pour mission de s'imposer au plan d'une région parce que la raison du plus fort est toujours la meilleure ! Rivalités régionales teintées d'une certaine forme de mépris à l'égard de ces autres si inférieurs, car n'étant pas de la capitale régionale !

1986 : AUTRE ENGAGEMENT INTERASSOCIATIF…

Animé de la volonté d'en finir avec le caractère bien trop discret de la mucoviscidose dans notre société, après avoir revêtu un habit de délégué départemental ou régional, animé du désir de voir la maladie enfin reconnue dans les instances décisionnelles, j'ai frappé à la porte du collectif des associations de personnes handicapées du Finistère. L'accueil chaleureux de certains membres éminents de cette structure me réjouit. Si Yves, François, Raymond et les autres surent se montrer attentifs, chacun d'eux y allait de sa curiosité pour comprendre les attendus de la maladie, désireux aussi de bien analyser les raisons d'un tel engagement dans un collectif de cette nature.

La voix faible de la délégation de la mucoviscidose en Bretagne trouvait enfin un amplificateur auprès d'instances qui devaient savoir, qui devaient mesurer les effets de cette maladie sur des enfants qui à cette époque disparaissaient bien trop prématurément. Le porte-voix du collectif était disponible et cherchait à développer son influence dans le domaine de l'enfance et si les pathologies diverses et variées représentées y avaient toute leur place en raison des traces visibles de handicap généré, la mucoviscidose avait encore à se frayer un chemin dans ce maquis. En effet, cette maladie invisible ne parlait à personne, nul ne savait ce à quoi elle conduisait, tout au plus certains y voyaient une certaine forme de maladie de type tuberculose qui ne devait en aucun cas figurer dans le monde du handicap.

Et pourtant elle était très assassine !

Il me fut donc proposé de siéger à la commission départementale d'éducation spéciale (CDES) à Quimper (qui deviendrait bien plus tard la Maison Départementale des Personnes Handicapées - MDPH). La mission était, comme son nom l'indique, de proposer une certaine forme d'éducation adaptée à des enfants en situation de grave handicap, tels ceux atteints de myopathie, de trisomie ou encore de ces enfants porteurs de problèmes neuro-dégénératifs astreints au fauteuil roulant ou grabataires. Les formes de handicap généré par d'autres pathologies étaient plus ou moins ignorées car peu répandues sans doute, mais surtout quasi inconnues.

Cette commission si importante avait une présidence bicéphale partagée entre l'éducation nationale et la direction de la santé. Elle réunissait autour de la table des partenaires émanant du monde de la santé, de l'éducation nationale, du monde social (Caisse d'allocations familiales, Caisse primaire d'assurance maladie ou mutualité sociale agricole), des organisations de parents d'élèves et des représentants du milieu du handicap.

Le principe était que les dossiers examinés étaient instruits par le personnel permanent de l'instance. À charge pour lui de faire présenter par le président de séance une situation la plus détaillée possible afin que les membres de la commission puissent se saisir des éléments et statuer sur les propositions élaborées par le secrétariat permanent. Bien souvent, les propositions formulées étaient entérinées, sans autre forme de procès, tant il apparaissait que les aspects réglementaires avaient une puissance absolue dans la résolution de certains dossiers.

Il arrivait cependant que les avis divergent autour de la table et les représentants du monde associatif étaient souvent à l'origine de la dissension. Le motif était que la réglementation devait pouvoir être assouplie pour permettre à telle ou telle famille d'appréhender l'avenir de leur enfant en situation de handicap sous un jour plus favorable.

Cela donnait lieu à des joutes oratoires, brèves sans doute, mais très fermes qui conduisaient à un exercice de démocratie administrative et associative tranché par un vote. La décision ne serait pas contestable sauf par les moyens réglementaires que le législateur avait mis en place.

Avec un peu d'expérience dans cet exercice, je dus faire appel au docteur Jehanne de Roscoff afin qu'il produise une séance d'information sur la mucoviscidose à tous les intervenants de cette commission. Sa prestation eut un effet tel que, plus tard, les situations présentant des demandes émanant des familles d'enfants atteints de mucoviscidose ne posèrent que très rarement problème.

Il faut dire que la pédagogie déployée avait atteint un très haut niveau et chacun des participants avait bien enregistré le message sur la gravité de la maladie et des contraintes qu'elle générait.

Fallait-il en passer par là ? Fallait-il enfoncer une fois encore ce mur d'ignorance qui pénalisait les enfants et leurs familles dans ce monde où la complexité d'une maladie comme la mucoviscidose devait évidemment recevoir une autre réponse que celle de l'indifférence ?

J'avais eu la volonté de faire sauter ce verrou avec l'aide de Michel Jehanne et je persiste à croire que cette intervention eut des effets qui se font encore sentir aujourd'hui dans notre département, le Finistère étant reconnu attentif pour la mucoviscidose par rapport à bien d'autres MDPH.

J'ai souvent dit que nous devions tout faire pour entrer dans ces structures départementales, mais rares furent les démarches analogues à celle que j'avais engagée, via un collectif d'associations de personnes handicapées.

Concernant l'enseignement, les commissions de circonscription pré-élémentaires et élémentaires, émanations de la commission départementale de l'éducation spéciale (CDES), avaient un rôle tout à fait important pour des enfants parfois très jeunes. Par exemple, en cas de déficit cognitif ou d'une certaine inadaptation au système scolaire classique liée parfois à l'environnement psycho-social familial défaillant, une orientation vers une structure médico-psychopédagogique pouvait être proposée pour apporter une correction de l'élocution. L'objectif recherché était de permettre à ces jeunes une scolarité leur permettant de trouver l'épanouissement que l'école se doit d'offrir à tout élève. Ou, dans des cas plus complexes, il s'agissait de sortir ces enfants du système scolaire ordinaire, pour leur offrir un système éducatif adapté qui leur permettrait de trouver une certaine forme d'épanouissement.

L'examen des situations soumises à ces commissions se faisait sur dossier. S'il était généralement relativement simple d'en saisir la réalité, il arrivait que des divergences de vue apparussent avant qu'une certaine forme de démocratie vienne départager les acteurs.

J'avoue que ces commissions me faisaient parfois penser que tout pouvait basculer chez un tout jeune enfant et je mesurais alors la responsabilité que nous prenions vis-à-vis de l'avenir de cet enfant…

J'ai eu l'honneur et le plaisir de me voir attribuer la médaille de Chevalier de l'ordre des Palmes Académiques par le préfet du Finistère au terme de nombreuses années d'engagement dans cette instance de la CDES devenue MDPH. Puis, j'ai poursuivi en tant que membre de la MDPH représentant des organisations syndicales et j'ai assumé durant six années la Vice-Présidence de la Commission des Droits et de l'Autonomie des Personnes Handicapées (CDAPH). Cette responsabilité me conduisit à accorder des droits et à orienter des personnes handicapées vers des structures spécialisées.

Membre de la CRUQPC (Commission des relations avec les usagers et de la qualité de la prise charge) devenue aujourd'hui Commission des Usagers (CDU) de la Fondation Ildys, j'eus l'occasion de faire entendre des besoins exprimés par les patients afin d'améliorer leurs conditions d'hospitalisation.

UN ENGAGEMENT AFLM AVEC DÉCOLLAGE DÉCISIF…

Nous étions encore sous le charme de cette expérience extraordinaire de la Virade organisée dans le Massif central. Le milieu de la course à pied semblait réceptif à une démarche solidaire, encore fallait-il lui donner un véritable impact populaire qui saurait aussi répondre à la question essentielle de l'apport financier à y associer.

Jusque-là, la question de collecter un franc symbolique sur le prix d'un engagement sportif à une course à pied semblait ne pas trop poser de difficulté. Mais le résultat final se révéla assez modeste et nous souhaitions améliorer la performance en termes de popularité comme en résultat financier. Comment y parvenir ?

Mon cousin Jean-Pierre, speaker attitré du cross du Rallye à Brest, par sa formation et son métier de publicitaire, eut une idée de génie. Elle consistait à s'attacher les bonnes grâces des organisateurs de la course de semi-marathon Saint-Pol-de-Léon - Morlaix, d'y instaurer un principe de parrainage de la part des coureurs et d'assurer la visibilité de l'opération par *Le Télégramme.*

La plus belle des courses à pied sur route de Bretagne, la plus prestigieuse des compétitions à laquelle participait un très grand nombre de compétiteurs, et le tout parrainé par le plus grand champion de course à pied du moment : François Person, tous les ingrédients étaient réunis. Restait à convaincre *Le Télégramme…*

Ceci ne fut pas une mince affaire. Je ne connaissais personne auprès de cet organe de presse, mais Jean-Pierre, encore lui, savait très bien que le rédacteur en chef du *Télégramme* serait sur la ligne du départ de cross du Rallye. Effectivement, Albert Coquil, tout encore marqué par l'effort qu'il avait produit au cours de ce cross, me fut présenté par Jean-Pierre. Ce fut au cours de cette entrevue rapide que je pus évoquer la mucoviscidose avec cet interlocuteur, qui sur le moment m'a laissé pantois en disant que cela n'intéresserait personne, lui-même ne sachant sans doute pas ce qu'était cette maladie. Mais avec insistance et avec l'aide amicale et persuasive de Jean-Pierre, l'interlocuteur changea son regard quand il entendit les difficultés que rencontraient les malades de mucoviscidose, Albert Coquil accepta l'idée qu'il irait un jour voir au CHM de Perharidy à Roscoff ce que représente effectivement cette maladie, si ardemment défendue un dimanche après-midi, au retour d'un cross urbain.

Le résultat ne se fit pas attendre, signe sans aucun doute que notre plaidoyer commun avait été efficace. Les jours qui suivirent un article bien documenté et signé Albert Coquil, encore sous le choc, bouleversé de ce qu'il avait vu, venait enfin ouvrir les colonnes d'un grand quotidien sur cette pathologie totalement inconnue. Par la même occasion, le CHM de Roscoff y recevait un hommage appuyé sur la qualité et le dévouement des personnels soignant cette maladie.

Cet épisode allait être, et on le saurait plus tard, le préambule d'une longue histoire unissant une belle entreprise de presse à notre cause pour de longues années à venir.

Albert Coquil restera à mes yeux, l'homme qui incarna le lancement de la popularisation de notre action dans notre région. Je persiste à croire que, sans cette rencontre quelque peu succincte, nous n'aurions jamais connu l'engouement populaire de toute une région pour cette mucoviscidose enfin sortie du bois où elle était dissimulée.

Affaire conclue donc, *Le Télégramme* était partant pour annoncer et encourager l'initiative de la plus belle course sur route du Léon avec une tête d'affiche d'un François Person, au sommet de sa gloire avec un titre de champion de Bretagne de course sur route et de marathonien ! C'était totalement inespéré et « cerise sur le gâteau », la une du *Télégramme* reprenait une photo de notre champion courant sur une plage de Roscoff accompagné d'enfants atteints de mucoviscidose… Quel beau message !

L'adhésion du monde de la course à pied était assurée et les parrainages de sportifs allaient fonctionner à merveille. Avec l'ami Jacques, nous nous « frottions les mains », cette opération allait être un succès.

Dans cette même période, Gérard, mon « pote » du syndicat avec qui je partageais un bureau me fit part de son engouement pour le club de foot Dynamo 10/51 où il évoluait avec une belle bande de copains. Au nombre de ces footballeurs, l'un d'entre eux, Claude, était chercheur et il dénotait quelque peu dans le panorama du groupe, pour la plupart salariés de l'arsenal et des autres industries de la région.

Gérard le questionna : « sur quel type de recherche tu travailles ? »

Claude lui répondit : « sur une maladie que tu ne connais sans doute pas, la mucoviscidose ».

Gérard de rétorquer : « mais bien sûr que je connais, car mon collègue de bureau a une fille qui en est atteinte ! ».

Et de poursuivre : « il faudra que je te présente mon copain Bernard, père de Véronique ».

Gérard me parla de lui très rapidement et nous eûmes le plaisir de nous retrouver autour d'une immense table garnie de langoustines, au cours d'un tout premier week-end de septembre et dire que le courant était passé serait avouer tout simplement qu'une réelle complicité était née. Évidemment la mayonnaise, non pas celle des langoustines, mais celle de l'intérêt partagé a pris et nous avons commencé là une coopération qui n'a jamais cessé.

Le hasard fait bien les choses !

Pour ma part, je dois avouer que cette maxime trouvait pleinement sa place dans le parcours de Claude qui démarrait sur les chapeaux de roue grâce à notre rencontre fortuite.

Aurait-il connu la même évolution rapide sans cette coopération des premiers instants ?

En effet, dans les jours qui suivirent, je pus partager quantité de rencontres pour élaborer ce qui allait devenir une collaboration de tous les instants. Il s'agissait pour moi de tenter de comprendre ce qui me paraissait tellement inouï, et j'avais pour mission de faire rencontrer les familles de notre secteur à Claude. Elles devaient se soumettre à un examen de sang qui permettrait la détermination d'un ADN susceptible de révéler des facteurs, signant la présence de la mucoviscidose dans les gènes des parents d'enfants malades et de leurs enfants.

À cette époque, le gène de la mucoviscidose avait été cerné mais non encore cloné. Les prélèvements opérés allaient pouvoir constituer une sorte de bibliothèque pour les chercheurs et en particulier pour Claude qui avait engagé la course à la recherche du fameux gène, mobilisant tant d'énergie sur toute la planète.

Cette rencontre quelque peu fortuite, la concrétisation d'une coopération avec les organisateurs du Saint-Pol - Morlaix, le parrainage de François Person et surtout le soutien médiatique inespéré du *Télégramme* constituaient un faisceau convergent d'opportunités. Jacques et moi les exploitâmes à fond, en se disant qu'une telle page d'histoire de la mucoviscidose ne s'ouvrirait pas une autre fois. C'est ainsi que Claude Férec entra dans cette histoire que nous vivions assez discrètement jusqu'alors.

Pari tenté ! Pari gagné !

Nous fîmes « carton plein » et l'opération Saint-Pol - Morlaix connut un succès colossal emportant l'adhésion du public, drainant les clubs sportifs et produisant à l'époque la coquette somme de plus de deux cent mille francs : un pactole !

Et comme le succès devient fédérateur, les mois qui suivirent virent se rapprocher nombre de familles qui, du fait de la présence d'un chercheur qui avait des choses à dire, trouvaient un vif intérêt à fréquenter l'AFLM.

Cette époque fut celle de l'hyperactivité qui me conduisait à rédiger les textes et courriers le matin entre 6 heures et 8 heures, avant d'aller au travail. Elle me voyait quasiment chaque jeudi me rendre à Quimper pour la CDES, le samedi à Paris au siège de l'AFLM pour les différentes instances (Conseil d'Administration, Conseil Qualité de Vie, Conseil de la Vie Associative, Groupe Scolarité, Groupe Étudiants, Groupe Éthique) et le dimanche sur le terrain des manifestations locales en famille...

Cette période vit de nombreux courriers dirigés vers les ministres de la République pour obtenir que telle ou telle famille soit rapprochée de Roscoff dont la renommée médicale était bien établie en ces domaines. Je conserve à l'esprit que ces mutations en raison d'enfants malades étaient très salutaires et bien accueillies dans les plus hautes instances du pays.

Le déremboursement des fluidifiants me fit établir un dossier auprès de la CPAM 29 et obtenir la prise en charge pour les patients du Finistère, seul département à bénéficier de cette dérogation.

Des partenariats amicaux…

À la suite de l'opération Saint-Pol - Morlaix, des émules se firent jour et l'idée vint à des clubs ou associations de porter des projets au profit de la lutte contre la mucoviscidose. Les Marsupilamis de Brasparts, association de grands coureurs à pied, se firent initiateurs d'un périple un peu fou, consistant à relier Brasparts au centre du Finistère à la ville de Bragança au nord-est du Portugal, en courant sous forme de relais à raison de deux coureurs à la fois, se relayant tous les 10 kilomètres. Isabelle et Benoît coururent avec eux. Nous les accompagnâmes en famille tous les cinq. Cette association avait déjà à son actif, un palmarès de cette nature consistant à relier Brasparts à Saint-Émilion au cours du printemps 1986.

L'aventure, pour folle qu'elle se présentait, connut une belle popularisation et les médias s'en emparèrent, y compris un hebdomadaire national qui en fit un énorme reportage sur plusieurs pages. Elle se déroula du 18 au 25 avril 1987 au cœur d'un printemps peu généreux pour ce genre de périple.

Sur Brasparts, une réunion d'information sur le projet se tint en soirée et la participation de Claude Férec à cette réunion provoqua de vives interpellations dans la population locale. Ce fut ainsi que nous pûmes rencontrer des familles du centre du département que nous n'avions jamais vues auparavant.

Une question horrible est venue de la salle en direction de Claude Férec : « Est-ce que l'on meurt encore de mucoviscidose en cette époque ? » Question éprouvante pour tous les participants à la réunion bien évidemment et plus particulièrement pour les jeunes parents d'enfants malades. Cette interrogation émanait d'un jeune papa qui angoissait terriblement à propos de la santé de son petit garçon. La réponse de Claude Férec fut empreinte de beaucoup de précautions et si l'affirmation que la maladie emportait des vies d'enfants était émise, elle fut exprimée avec un fort sentiment d'espoir en la recherche, mais dans un délai absolument indéfinissable.

Le périple approchant, les acteurs s'affairaient à la nécessité d'organiser les différentes étapes, les hébergements, les temps de restauration et les moments de rencontre avec les autres familles sur le parcours. Il faut reconnaître que ce ne fut pas des plus simples car les moyens de communication de l'époque étaient quelque peu limités au regard du temps présent. Mais Dédé, le grand organisateur de l'opération, avec un talent extraordinaire, peaufina les détails de cette manifestation hors normes. Tout y était parfaitement bien calé et les menus petits problèmes qui apparaissaient trouvaient chez Dédé la solution la mieux adaptée. Le grand secret pour tous résidait dans l'exercice d'une démocratie associative qui finissait toujours par s'accorder avec la décision qu'il avait prise et anticipée, laissant à penser que la solution trouvée était collective... Une belle habileté, sympathique et incontestée de quiconque dans le groupe !

Tout au long de ce parcours, la météo fut quelque peu capricieuse. Le franchissement de la Garonne sur le pont d'Aquitaine affichait une image quelque peu dantesque, sous la pluie battante qui ne nous avait pas quittés de la journée. Comme il en était convenu, nous devions retrouver les familles et les membres de la délégation d'Aquitaine sur la place des Quinconces à Bordeaux. J'ai en mémoire cette place immense noyée sous la pluie, désespérément vide hormis la déléguée, aussi trempée que nous. Mais notre rencontre fut d'une brièveté assez logique compte tenu de l'heure du déjeuner qui approchait. Ce fut un repas tout aussi rapide pour pouvoir poursuivre le périple dès que possible et fuir ces averses incessantes de Bordeaux.

Les étapes consécutives permirent des rencontres avec d'autres délégués de l'AFLM et à ces occasions, une conférence impromptue était organisée avec le concours de Claude Férec et des soignants mobilisés par les délégués.

Le renfort sportif était assez spontané et nombre de coureurs à pied des départements traversés donnèrent du volume à un périple qui aurait pu apparaître assez squelettique sans ces apports très chaleureux.

Au cours de cette semaine extraordinaire, nous pûmes apprécier l'engagement de ces sportifs qui, au demeurant, n'avaient aucun intérêt personnel à participer à une telle opération si ce n'est le bonheur de courir avec une bande de copains, copines en visitant au passage les contrées traversées et de servir notre cause.

La soirée de chaque étape voyait notre joyeuse troupe partager un repas qui pouvait être l'œuvre des sportifs mobilisés sur le parcours ou plus simplement, ce repas se voulait celui prévu lors de la préparation du déroulé de cette belle manifestation. Hervé, jeune kiné, assurait les drainages bronchiques de Véronique chaque soir. Ce fut pour lui le premier défi sportif d'une longue série dans de nombreux sports au profit de la mucoviscidose, Véronique en étant la marraine. Ils parcoururent ensemble sur un tandem les 105 km de la Pierre Le Bigaut ! Ils naviguèrent ensemble de nombreuses fois à la découverte des îles bretonnes notamment.

L'étape d'Orthez fut particulièrement réussie grâce à l'intervention des sportifs de cette cité qui avaient véritablement consenti de beaux efforts pour que cette soirée devienne un souvenir inoubliable.

Pour ce qui nous concerne, Mijo, les enfants et moi, le périple se terminait là, les autres membres du groupe devant dès le lendemain franchir les Pyrénées pour poursuivre leur chemin jusqu'au terme, Bragança.

Au total, dire que cette opération rapporta une somme colossale serait sans doute exagéré. Mais, en revanche, elle nous donna à l'époque, l'occasion de mettre en lumière notre association et elle put témoigner de la vitalité de l'AFLM sur le territoire national. Les organes de presse mobilisés offrirent à leurs lecteurs une information sur une pathologie à peu près inconnue et permirent à des délégations de l'association de se faire connaître du grand public.

Objectif visé, objectif atteint !

Il convient de saluer encore combien l'engagement de Dédé et ses compagnons des Marsupilamis de Brasparts fut particulièrement généreux et efficace dans une aventure très humaine et profondément solidaire.

Merci encore à tout ce groupe si chaleureux !

Le monde sportif était à l'action sous l'impulsion de ce semi-marathon Saint-Pol - Morlaix et, très vraisemblablement, cette dynamique donna des ailes à d'autres acteurs du monde associatif.

Notamment, le monde de la culture, et plus particulièrement du théâtre animé du désir d'en découdre avec le répertoire, s'adonnait complètement au plaisir d'interpréter les grands auteurs pour en montrer les subtilités au public. L'intérêt pour un théâtre abordable par tous au moyen d'équipements très accessibles, du genre centre social ou encore salle de patronage connut une ferveur de plus en plus populaire. Les grands auteurs étaient peu connus, mais en revanche bien servis par des comédiens amateurs qui faisaient sérieusement leurs spectacles sans se prendre au sérieux. Qui plus est, le lien entre la troupe de théâtre et l'AFLM prit la forme d'une relation extrêmement serrée car Pierre, l'un des membres de la troupe n'était autre que le kinésithérapeute de Véronique, qui a assuré le suivi de nombreux patients mucos avec un très grand dévouement.

Les contacts quotidiens depuis plusieurs années renforcèrent cette relation devenue amicale pour ne pas dire intime. Il est vrai que de passer quelques trente à quarante minutes au quotidien permet de nouer un lien qui ne peut que devenir chaleureux. À cette belle amitié se noua une relation externe entre l'AFLM et le théâtre de l'Arche qui accueillait Pierre et sa troupe. Clément, Odette et toute la « fine équipe » de cette troupe prirent fait et cause pour notre association et le plaisir de jouer sur scène un dimanche après-midi ou un samedi soir devint source d'engagement solidaire, en dédiant la recette de la soirée à l'AFLM.

Cette façon de porter le théâtre vers le public en y associant une bonne action rencontra la faveur des adhérents de notre association qui se sentit reconnaissante. Mais aussi, ce comportement solidaire attira le public et les pouvoirs publics reconnaissaient à la troupe cette forme d'altruisme qu'il est si difficile de promouvoir tout au long de la vie courante.

Chaque représentation dédiée à la lutte contre la maladie devenait un événement qui donnait l'occasion de renforcer la visibilité de l'AFLM. Dans la salle, un petit éventaire accueillait un minimum de documentation sur la maladie qui permettait à chacun de pouvoir poser quelques questions et surtout d'informer sur le rôle de l'association.

1986 / 1988 : UNE BELLE PÉRIODE DE CRÉATIVITÉ

Grâce à cette rencontre avec Claude, et depuis que le positionnement du gène de la mucoviscidose se faisait plus précis, les idées germaient dans un domaine extrêmement important, celui de la procréation. Jusqu'à ces derniers temps, l'idée même qu'un couple qui avait donné naissance à un enfant atteint de mucoviscidose puisse concevoir un autre enfant relevait de l'interdit, en raison du risque d'un sur quatre d'avoir à nouveau un enfant malade. Ce que le docteur Jehanne nous conseilla, alors que nous souhaitions quatre enfants. De même, quelques couples renoncèrent à tout autre projet parental pour ne pas courir ce risque. Bien sûr, cette façon de voir les choses du monde médical ne trouvait pas d'application pour les couples chez qui toute tentative de contrarier la nature était proscrite.

Néanmoins, la possibilité offerte aux parents d'enfants malades désireux d'avoir d'autres enfants indemnes de la maladie apparaissait de plus en plus réaliste. Chez tel ou tel couple, le recours aux techniques de diagnostic prénatal devenait une opportunité à saisir afin de ne pas rester sur cette hypothèse douloureuse, de voir périr cet enfant malade et n'avoir pas d'autre enfant à aimer et à élever.

Il m'est impossible de quantifier le nombre des familles qui utilisèrent cette possibilité, secret médical oblige ! Mais le verrou avait sauté, on pouvait alors se lancer dans le projet de concevoir un enfant qui ne serait assurément pas malade et qui serait le petit frère ou la petite sœur d'un patient atteint de mucoviscidose. Jusqu'alors, le médecin avait un devoir d'information et de mise en garde, que chaque couple pouvait bien évidemment transgresser ou non selon les convictions de chacun.

Cette nouvelle façon de penser la maladie ébranla sérieusement notre monde associatif et le monde médical. On se sentait pousser des ailes car la présence enfin connue approximativement du gène de la mucoviscidose entraîna un fort désir de mettre en œuvre toute une réflexion sur une forme de dépistage à la naissance.

En effet, corrélé à la présence du gène de la maladie, le dosage d'une enzyme prélevée dans le sang du bébé qui venait de naître offrait la perspective de repérer, de diagnostiquer la maladie aux tout premiers jours de vie des enfants. Ce qui en soi s'avérait une prouesse technique de tout premier plan devenait un outil extraordinairement pertinent et performant pour une politique de dépistage néonatal d'une pathologie si complexe à gérer.

À cette analyse qui offrait un très faible taux de faux positifs ou négatifs, s'adossait la traditionnelle mesure du chlore et du sodium via le test de la sueur si spécifique et particulièrement incontesté dans la communauté médicale.

Quelques mois de fonctionnement en mode quasi-expérimental montrèrent vite que la technique employée s'avérait pertinente et que la discussion autour de sa mise en application pouvait commencer.

Le microcosme médical en charge des dépistages des maladies et handicaps de l'enfant se dressait « debout sur les freins ». Un dépistage néonatal n'avait de sens que s'il aboutissait à la mise au jour d'une maladie que l'on savait guérir sinon soigner, ce qui n'était pas le cas de la mucoviscidose.

Aux côtés des médecins qui avaient pris soin de se regrouper en cette terre finistérienne un peu têtue, je mis toute mon énergie, à mon modeste niveau, pour évoquer la terrible errance diagnostique que l'on pouvait risquer dans bien des situations. Cette ignorance coupable de ne pas discerner la maladie engendrait des dégâts irréparables sur des enfants pour lesquels le diagnostic serait posé à un âge plus avancé. Qui plus est, la maladie étant muette sur plusieurs années, d'autres enfants pouvaient à leur tour se révéler malades. Les familles étaient alors confrontées à une progéniture aussi sévèrement atteinte, engendrant parfois les drames que l'on redoutait.

La connaissance du statut de l'enfant malade le plaçait devant un parcours thérapeutique tout à fait adapté. L'on pouvait penser qu'il serait de nature à lui offrir une vie la plus normale possible, avec des soins certes, sans perte de chances, mais surtout avec une perspective d'avenir autre que celle qu'il aurait connue sans ce dépistage. La révélation d'un statut génétique des parents les plaçait dans une situation qui leur permettrait, le cas échéant, d'avoir recours à une technique de procréation médicalement assistée pour la conduite de grossesses ultérieures.

L'ensemble de ces facteurs fut balayé d'un revers de main par les responsables nationaux de ces dispositifs de dépistages des maladies et handicaps de l'enfant (AFDPHE : Association Française de Dépistage et de Prévention des Handicaps de l'Enfant). « Billevesées que tout cela, ça ne tient pas la route, c'est contraire à nos pratiques ! ». La porte des structures nationales s'était refermée d'un claquement sec.

C'était sans compter avec le caractère bien trempé des Bretons du bout du monde ! Dans cette Bretagne où la mucoviscidose sévissait très sévèrement, emportant nombre d'enfants en bas âge ou encore bien trop jeunes, il fallait alors opposer une résistance sans faille.

Dans un premier temps, il s'agissait de proposer un dépistage à la naissance pour tous les enfants naissant dans le Finistère. Cet objectif atteint, il conviendrait alors de l'étendre à toute la Bretagne contre l'avis des autorités nationales, lesquelles campaient sur leurs positions : pas de traitement, pas de dépistage, cette doctrine étant parfaitement assumée à leurs yeux.

Chaque année, des enfants disparaissaient, emportés par la maladie. Dans bien des cas, le diagnostic, établi sur signes cliniques, avait été formulé bien tardivement et avait entraîné des dégradations irréversibles au plan pulmonaire. Toute la compétence et le dévouement des soignants restaient inopérants tant la maladie avait été agressive pendant de trop longues périodes d'errance médicale. Bronchite, angine, gastro-entérite, tous ces maux venaient à bout de ces jeunes voués à une mort atroce par défaut de prise en charge précoce.

Cette maladie, qui devait être traitée dès qu'on en avait la connaissance, pouvait alors couver durant de longs mois, silencieuse et sournoise pour déclencher enfin une tempête microbienne qui venait tout emporter sur son passage. Ne disait-on pas qu'elle était en sommeil et que son réveil serait brutal ?

Nombreux étaient les jeunes patients qui connurent cet état léthargique de la maladie et qui vécurent un court enfer de soins intenses et invasifs, extrêmement difficile à endurer pour eux comme pour leurs proches. L'impuissance devant la maladie était tout à fait insupportable et devait affecter durablement les familles confrontées à la disparition bien trop précoce de leurs chers enfants.

Forts de ce passé douloureux inscrit dans les mémoires, ces médecins, chercheurs et soignants bravèrent alors l'oukase des autorités nationales en matière de dépistage des maladies et handicaps de l'enfant. Ils fondèrent une association que j'intitulai « Association bretonne d'étude et recherche sur la mucoviscidose » (ABER-M en référence aux abers bretons) dont l'ambition était de donner de sérieux coups de boutoir dans cette satanée maladie trop répandue en Bretagne.

De nombreuses rencontres techniques pour la mise au point des procédés de mesure, des seuils à retenir, des moyens humains et techniques devaient être organisés. Il restait enfin l'immense tâche d'information à réaliser auprès des maternités, des pédiatres et des autorités médicales départementales, tout comme les organismes de sécurité sociale et les pouvoirs politiques tels le conseil général ou les communes du département.

Enfin, la date du 1er mai 1988 fut actée pour la mise en place du dispositif. Pour supporter cette réalisation, une communication s'avérait essentielle qui donnerait à chacun une vision complète du projet et de sa mise en œuvre dans les différents domaines d'intervention. Catherine Le Guen, jeune journaliste au *Télégramme*, couvrit l'événement et elle ne quitta jamais la mucoviscidose des yeux, chaque mouvement, chaque opération était relatée avec une constance et une fidélité remarquables.

Une belle plaquette fut élaborée avec le concours de chacun des partenaires de l'association et sa conception confiée à un publiciste fut saluée pour la qualité de son contenu bien évidemment, mais aussi pour la qualité de sa présentation remarquablement réussie. Une adorable petite fille, âgée de trois ans, et entourée de ses parents, illustrait par son joli minois cette plaquette.

Une conférence de presse organisée pour la circonstance au Quartz lança le projet à grand renfort d'une publication détaillée indiquant le caractère novateur de cette démarche originale à propos d'une maladie aussi mal connue.

Une anecdote émailla cette conférence de presse à laquelle la station de télévision régionale de Rennes était conviée. Au dernier moment, la direction régionale de cette chaîne fit savoir qu'elle ne ferait pas le déplacement, nous plongeant dans un abîme d'amertume.

Comment faire plier cette direction devenue rétive pour une raison que nous ignorions ?

L'idée me vint alors de solliciter Olivier de Kersauson, grand navigateur, très représentatif de la Bretagne en général et de

Brest en particulier. Je savais sa proximité avec cette chaîne régionale qui ne boudait jamais son plaisir devant les images qu'il offrait de son grand talent de navigateur.

Encore fallait-il trouver ce personnage un peu mythique et je savais pouvoir le rencontrer peut-être au manoir de Kerbriant dont il occupait les lieux avec le parrainage de la ville de Brest.

Je m'y rendis en une fin d'après-midi avec ma plaquette sous le bras. Le voyant quelque peu assoupi dans un fauteuil, je glissais à l'un de ses compagnons que je souhaitais vivement parler à Olivier. Après avoir un peu palabré, mon interlocuteur mobilisa le grand navigateur à qui j'exposai le motif de ma visite dans son antre. Je lui présentai la plaquette, je pris bien entendu le soin de la commenter et surtout de préciser le contexte qui me valait de me trouver là, debout, devant lui.

Ayant rapidement survolé le document qualifié de « magnifique », et entendu mon argumentation, il me dit qu'il allait immédiatement appeler France 3 et que « ça allait chauffer ».

Effectivement, il appela la direction régionale de France 3 à Rennes et la secrétaire au bout du fil comprit bien que le navigateur brestois n'était pas de bonne humeur.

En vérité, l'entretien tenait en quelques mots bien sentis que je ne résiste pas à reproduire tant ils eurent l'effet d'un électrochoc à mes yeux. Olivier dit (sic) : « Vous dites à Jean-Paul que s'il ne vient pas à cette conférence de presse, il ne m'aura plus pour des images et en plus, vous lui direz que la prochaine fois que je le vois, je lui coupe les c... ». Et de raccrocher avec véhémence.

Il me demanda alors d'attendre la réponse ; il ne doutait pas qu'elle serait positive. Je partis tout éberlué par une telle entrevue surréaliste avec un homme dont je ne connaissais que les exploits relatés par les médias.

De fait, lors de ladite conférence de presse, France 3 était présente et la fameuse plaquette intitulée « Mucoviscidose, Regardons les choses en Face » fit une forte impression et je dois avouer que sa réalisation laborieuse connut en retour le succès mérité.

1ER MAI 1988 : LE DÉPISTAGE NÉONATAL DÉBUTE !

Comment pouvions-nous imaginer, à l'issue de ce forum aux associations de 1980, que huit années plus tard nous serions en capacité de proposer un dépistage néonatal de la mucoviscidose ? Quel chemin parcouru !

Ces sacrés Bretons et leur entêtement légendaire étaient venus à bout de ces non-dits, de ces interdits, de ces obstacles financiers, administratifs érigés sur ce chemin. Celui-ci allait alors prendre la forme d'une politique de la mucoviscidose dans le département. Depuis le dépistage au cinquième jour de vie, jusqu'à la mise en œuvre d'un diagnostic renforcé par le test de la sueur, allait enfin s'ouvrir une prise en charge de ces nourrissons.

Ils connaîtraient les traitements adaptés sans attendre qu'une quelconque dégradation de leur état pulmonaire fasse les dégâts tant redoutés. Enfin seraient rendus possibles et réalistes les projets des familles d'avoir d'autres enfants exempts de la maladie au moyen d'un dépistage anténatal à la huitième semaine de grossesse. Ces deux bonnes raisons suffisaient à elles seules pour justifier la mise en place de ce dépistage néonatal au grand dam des structures nationales.

Avec près de dix mille naissances par an dans le Finistère, la possibilité de voir six à huit enfants dépistés était tout à fait envisageable. Pour donner au dispositif toute sa pleine efficacité, les différents acteurs avaient un rôle bien précis depuis les prélèvements sanguins sur les nourrissons, en passant par les analyses des échantillons en médecine nucléaire, jusqu'à l'annonce des résultats aux familles. Toute une logistique conduisait ces enfants jusqu'au Centre Hélio Marin de Roscoff où se bâtissait le protocole de soins avec bien entendu l'accompagnement psychosocial associé.

Il faudrait attendre le 1er janvier 1989 pour que ce dépistage soit étendu à l'ensemble des quatre départements bretons, ce qui faisait de notre région une région pilote en la matière. Mais du côté parisien, cette démarche était toujours regardée du mauvais œil et une région frondeuse avait osé transgresser les bonnes règles parisiennes... Scrogneugneu !

Au cours d'une assemblée générale de Vaincre la Mucoviscidose à la faculté de médecine de Necker Enfants Malades à Paris, Jacques et moi avions entraîné Claude dans cette galère. À la tribune, les responsables nationaux de l'association pour le dépistage des maladies et handicaps de l'enfant fustigèrent vertement ces Bretons insensés qui avaient osé franchir les barrières posées par ladite association. C'est avec la rage au cœur que tous les trois avons fait cause commune en soutenant que notre projet était hautement valable et qu'il ne saurait en aucun cas être remis en cause par cette entité de Parisiens bien trop sûrs d'eux-mêmes.

Le projet qui avait pris corps était opérationnel dès sa mise en place, et chacun des acteurs et des partenaires contributifs agissait avec la bonne conscience d'avoir réalisé une belle action pleine d'avenir. Mettre ces nourrissons malades sous protocole de soins sans attendre l'apparition de symptômes rompait avec les pratiques antérieures. Il était parfois bien difficile de dire à des parents qu'il fallait placer ces tout-petits dans un protocole relativement lourd alors qu'ils étaient parfaitement asymptomatiques. Cette mission incombait au docteur Jehanne à Roscoff et il devait y consacrer beaucoup d'énergie face à l'incrédulité de ces parents encore sous le choc d'une annonce sidérante.

UNE GRANDE MANIFESTATION POPULAIRE À BRASPARTS

Cette année 1988 serait vraiment une année bien pleine et les Marsupilamis de Brasparts, à peine remis du périple qui les avait conduits à Bragança au Portugal l'année précédente, réfléchirent pour mettre en pratique ce que pouvait être une Virade à la mode de Brasparts. À grand renfort de réunions en interne tout d'abord, puis avec les autorités de la commune et enfin avec les associations sportives du département, ils s'agitèrent autour d'un projet absolument délirant qui consisterait à faire converger, vers cette charmante commune, des sportifs de tous horizons de ce beau Finistère.

Et la « sauce prit » ! En ce mois de mai 1988, voici que s'organisèrent des événements sportifs depuis toutes les directions à partir de lieux choisis, des courses à pied, à vélo, à moto, en relais ou en équipes avec pour objectif de rallier Brasparts afin de retrouver tous les autres venus d'ailleurs et d'y faire la fête. Tout était réuni pour que le succès soit au rendez-vous, y compris la météo qui s'offrit le plaisir de nous gratifier d'un temps très clément.

La fête au village fut complète grâce à la présence de musiciens qui surent mettre des fourmis dans les jambes des uns et des autres et les entraîner dans ces danses bretonnes, marques d'une adhésion collective à l'esprit festif recherché.

La présence remarquée du ministre Kofi Yamgnane conféra à l'événement une caution prestigieuse, vécue comme la prise en considération de la maladie par les pouvoirs publics.

Évidemment, les buvettes tournèrent à plein régime tout comme les stands de vente de produits du terroir et de gadgets, les bénéfices étant dédiés à la lutte contre la mucoviscidose. Toute la place du village était consacrée à la fête et toute la population prit une part active dans l'organisation et dans l'accueil des participants.

L'artisan méticuleux que se révéla être Dédé pour une telle manifestation fut très sollicité de toutes parts, mais jamais il ne se départit de son calme devant les multiples interrogations qui lui parvenaient. Depuis l'organisation du service d'ordre en passant par la gestion des finances, rien ne fut laissé au hasard et le partage des responsabilités opéré porta ses fruits, chacun connaissant le contour de son domaine de compétence. J'avoue avoir été extrêmement agréablement surpris par l'immense qualité organisationnelle de ce garçon aux apparences si timides !

Tout était décrit dans le détail, bien borné, toute personne en charge d'une mission en connaissait les moindres détails et nul ne pensait à contester l'organisation ainsi mise en place.

Pour la soirée festive organisée dans la salle des fêtes, il en allait de même et chacun savait le rôle qu'il avait à tenir, ce qui fut évidemment la clef du succès pour une telle opération. Pas de débordement si ce n'est bien entendu quelques personnages qui aiment à s'illustrer dans la consommation quelque peu excessive. Une grande fête ne peut jamais ou presque s'affranchir de ces excès qui demeurent aussi la signature plus ou moins implicite du succès de l'opération.

Une grosse frayeur pour Véronique

Au fil du temps, l'évolution de la maladie se faisait inexorable pour Véronique et le service Marfan de l'hôpital Morvan s'émouvait de voir sa situation se dégrader à grande vitesse. Il apparut que l'un de ses poumons devenait le siège d'une infection extrêmement préoccupante qui ne cédait pas sous l'effet des antibiotiques administrés par les perfusions. Celles-ci montraient leurs limites, malgré trois séjours de quinze jours par an pendant ses vacances pour ne pas manquer l'école. Aux problèmes pulmonaires s'ajoutaient les sub-occlusions pour lesquelles il fallait faire de grands lavements en radiologie, sans oublier la dizaine d'interventions chirurgicales ORL.

La communauté médicale au chevet de Véronique restait bien perplexe et au bout d'un moment, les jours passant, il fallut prendre des décisions. Les examens radiographiques se faisaient alarmants et la toute-puissance des antibiotiques semblait piétiner. Alors vint du docteur Théau, l'idée de pratiquer une lobectomie sur ce poumon qui s'avérait particulièrement atteint. Ce projet paraissait quelque peu « lunaire » aux yeux du docteur Le Fur, mais, rapidement, le caractère de plus en plus préoccupant de la situation renforçait cette idée qui nous fut soumise comme solution ultime. Le docteur Le Fur qualifia souvent le docteur Théau de « savant » après ce geste inédit.

Pédiatres de ville ou d'hôpital, radiologues, chirurgiens pédiatriques, tous se concertaient pour échafauder la décision, pour avoir bonne conscience et retenir la solution idéale. Un accord fut trouvé afin de prendre l'avis d'un éminent chirurgien de l'hôpital Necker Enfants Malades à Paris. En l'occurrence le professeur Révillon, lequel était réputé extrêmement compétent en sa qualité de chirurgien thoracique pédiatrique. Il lui arrivait assez régulièrement, sur l'invitation de son confrère Jehannin, de venir à Brest, pour présenter des situations jusqu'alors inédites afin de partager ses expériences avec l'équipe de chirurgie pédiatrique brestoise. C'est fort de ces rapports interhospitaliers que le cas de Véronique lui fut soumis.

Nous étions donc dans un mouvement amorcé par le corps médical de Brest et nous devions nous mettre en tête que cette solution était sans aucun doute la plus raisonnable si nous voulions voir cesser la dégradation pulmonaire de Véronique. Une fois encore, comme pour Benoît quatorze ans plus tôt, nous prenions le chemin de la capitale et rencontrions le professeur Révillon. Celui-ci se montra surpris de voir Véronique qui semblait si bien en apparence, contrairement aux images radio. Mais il abonda effectivement dans le sens de la communauté médicale brestoise en préconisant la lobectomie du lobe supérieur du poumon droit, ce qui serait sans conséquence majeure sur la capacité respiratoire de notre fille en raison de son âge. En effet, avant l'adolescence, une lobectomie s'accompagne, pour l'enfant concerné, d'une ré-expansion des lobes subsistants, rétablissant ainsi à très peu près, le volume respiratoire initial.

Avec une telle assurance et cette compétence largement reconnue, nous étions placés dans une situation où une acceptation de la proposition était la seule solution raisonnable. Mais cette décision était lourde de conséquences car elle fermait alors la porte d'une éventuelle transplantation pulmonaire ultérieure, en raison de la suture d'artères pulmonaires. La décision nous revenait, nous nous engageâmes dans ce pari risqué.

Restait à régler la question du lieu où devrait avoir lieu l'intervention. À cette interrogation forte de notre part, il fut répondu, après de longues négociations entre les services de chirurgie pédiatrique de Brest et Necker que cette opération se déroulerait à Brest avec le concours du professeur Révillon qui ferait le déplacement jusque dans le Finistère. Cette option emporta l'adhésion de tous les interlocuteurs, ce professeur était unanimement connu à Brest et cela facilita bien les choses même si la note fut salée pour le CHU Morvan !

La date de cette opération fut fixée au 8 novembre 1988 et nous vécûmes l'événement avec une angoisse extrême car nous en connaissions bien les enjeux, une telle opération s'avérant particulièrement délicate en présence de mucoviscidose. Blottis l'un contre l'autre, Mijo et moi guettions la sortie du bloc opératoire et nous savions bien que l'issue de cette intervention serait suivie d'un séjour en réanimation. Seules les informations orales succinctes des chirurgiens se faisaient plus ou moins rassurantes.

L'accès à la salle de réanimation relevait d'un parcours extrêmement exigeant du point de vue du respect des règles d'hygiène et nous en comprenions fort bien le sens. C'est ainsi que, vêtus de pied en cap de vêtements stériles, nous pûmes enfin approcher notre Véronique qui émergeait à peine d'une anesthésie bien prolongée et témoignait un état douloureux manifeste que les antalgiques masquaient difficilement.

Les visites particulièrement surveillées en termes de durée, de respect des mesures d'hygiène et de relation avec le personnel soignant nous paraissaient insupportables de douleur et s'ajoutait un fort sentiment d'impuissance devant la souffrance de notre fille. Malmenée en raison des conditions de fonctionnement de la réanimation où se superposaient, tout à la fois, la lumière permanente, le bruit ambiant des bips de toutes sortes de différents moniteurs de surveillance, les allées et venues incessantes de soignants, elle ne pouvait cacher cette angoisse lisible dans son regard. Regard qu'elle voulait cependant le plus doux possible pour tenter d'apaiser notre propre angoisse. Cette chère Véronique avait à cœur de nous protéger, et elle savait notre souffrance à l'extrême limite !

Mais ce passage en réanimation, si douloureux soit-il, est complètement incontournable après une telle opération. Passèrent les jours où les soins se firent un peu moins lourds, l'ablation des drains ouvrait la perspective d'une admission en soins intensifs qui précéderaient le retour en chirurgie pédiatrique, avant le retour en pédiatrie sous la haute protection chaleureuse du docteur Le Fur et de toute son équipe empathique et bienveillante. Finis les soins ultra-techniques et les déguisements de cosmonautes. Nous allions enfin pouvoir retrouver notre Véronique, sans ces barrières vestimentaires qui, pour nécessaires qu'elles fussent, n'avaient pas laissé la place à une maman et un papa normaux.

La réanimation fut le lieu de rencontre des parents de Sandrine, voisine de chambre. Marcel et son épouse étaient mobilisés contre la leucémie de leur fille. Elle ne survécut pas longtemps à cet épisode. Nous continuâmes à avoir des relations amicales avec Marcel. Animateur d'une radio locale, il m'avait convié à m'exprimer sur les ondes à plusieurs reprises pour parler de la mucoviscidose.

Au bout de quelques jours en chambre normale du service de pédiatrie, les visites furent à nouveau autorisées et ce fut avec beaucoup de joie qu'elle accueillit ses copains et copines de classe qui avaient organisé une jolie collecte pour lui offrir une panthère en peluche presque aussi grande qu'elle et qu'elle prénomma Maëva. Beaucoup d'émotions dans cette chambre à cette occasion et tous les enfants présents, qui constituaient une délégation mandatée par l'ensemble de la classe, n'étaient pas peu fiers d'avoir cette présence si chaleureuse à l'égard de Véronique.

La force des enfants devant de telles épreuves reste un petit mystère pour moi, car je n'ose imaginer combien cette situation vécue par un adulte peut être génératrice d'angoisse et de difficulté à surmonter, avec une volonté de fer, un tel moment extrêmement complexe. C'est dans la toute-puissance de l'enfance que se nichent les grands élans de volonté de survie coûte que coûte, et cela montre aux adultes que la force des enfants n'est pas une vue de l'esprit. Plusieurs autres patients ont par la suite été opérés d'une lobectomie, Véronique aurait-elle ouvert la voie ?

La conséquence de cette intervention qui laissa une trace visible dans la chair de Véronique nous conduisit à rechercher auprès de Renée et Marcel, qui tenaient un magasin d'articles de sport, un maillot de bain qui assurerait la couverture de la cicatrice pour la protéger du soleil et du regard des autres. De cette mise à l'œuvre de Renée naquirent une nouvelle amitié et un nouvel engagement pour la mucoviscidose, lesquels perdurent. Proche de nous, également par l'ACO, Jeannine mit son talent de couturière au service de Véronique pour lui fabriquer un maillot sur mesure qui aurait le don de masquer les cicatrices laissées par cette méchante lobectomie. Quel talent dut-elle déployer pour parvenir à ce but !

Côté sport, Isabelle et Benoît s'adonnaient avec plaisir à la gym puis au basket. La salle de gym montrait des poussières déconseillées pour Véronique et le basket étant un sport collectif n'était pas une bonne option car elle comme son équipe auraient pu être mises en difficulté si sa maladie évoluait. À l'époque, les pédiatres hospitaliers étaient frileux quant à la pratique d'un sport, préférant garder les enfants au repos pour les protéger et ne pas les fatiguer. Notre pédiatre de ville, le docteur Théau, toujours en avance sur son temps, prônait déjà, bien au contraire, les bénéfices du sport et de l'activité physique nous encourageant à inscrire Véronique à un club. Nous l'avions donc inscrite à la danse idéale pour le maintien de sa posture et à ce sport individuel ne portant pas préjudice à son équipe, au tennis. Ils pratiquèrent tous un sport tout au long de leur croissance.

LE MONDE DU VÉLO SE MOBILISE

Dans la foulée de ces grands événements qui marquèrent d'une pierre blanche les jalons de la lutte contre la mucoviscidose, que ce soit les collectes de pièces jaunes, le Saint-Pol - Morlaix, Brasparts - Bragança et des actions plus discrètes ici ou là, d'autres groupes se sentirent pousser des ailes. Ce fut ainsi que ce club de cyclos du Relecq-Kerhuon vit l'opportunité de réaliser une grosse action dont la finalité serait bien évidemment de collecter des fonds mais aussi de faire parler de cette maladie mal connue. Ce club animé par de jeunes sportifs dans la force de l'âge comptait dans son effectif le papa d'un jeune garçon atteint de mucoviscidose. Bien entendu, ce père ne pouvait qu'adhérer à cette idée de réaliser une action de grande ampleur à laquelle il consacrerait beaucoup d'énergie.

À la recherche d'un titre pour une telle démarche, nous trouvâmes assez rapidement un consensus en nous inspirant de ce que le monde du vélo avait déjà mis en œuvre via les diagonales qui étaient légion dans toutes les régions. La subtilité résiderait dans l'adjonction, à cet intitulé, les mots : du souffle. Ainsi portée sur les fonts baptismaux, la Diagonale du Souffle s'activa depuis cette date au profit de la lutte contre la mucoviscidose.

Concrètement, la Diagonale du Souffle dans sa version inaugurale consista à relier Le Relecq-Kerhuon à Perpignan, la deuxième conduisit le groupe jusqu'à Menton. Mais le constat fut vite établi par les participants à ces événements sportifs : il n'y avait pas le retentissement médiatique souhaité et par conséquent peu de retentissement financier… Cette situation interpella chacun des membres du comité. Après une réflexion pleinement mûrie, le comité changea son fusil d'épaule et renonça donc aux diagonales dont le départ aurait lieu au Relecq-Kerhuon pour adopter des diagonales dont l'arrivée se déroulerait au bercail du Relecq-Kerhuon.

Évidemment, c'était la bonne solution !

Évidemment, le retour au pays du groupe de valeureux sportifs fut perçu comme une sorte de victoire sur l'indifférence et en cela, il fallait reconnaître que la municipalité du Relecq-Kerhuon, les maires successifs, à tour de rôle, répondirent toujours de manière extrêmement active à la sollicitation du comité. Accueil en fanfare, réception en salle de l'Astrolabe, avec vin d'honneur préparé par les épouses, discours, rien ne manquait du côté de la mairie et le public répondait présent à l'invitation des familles des membres du comité de la Diagonale du Souffle, tout comme étaient présentes les familles de l'Association Française de Lutte contre la Mucoviscidose devenue Vaincre la Mucoviscidose.

S'instaurait alors une sorte de rituel qui serait observé de manière très fidèle d'une année sur l'autre avec une organisation précise qui fleurait bon le désir de bien faire les choses afin que le sérieux de la démarche poursuivie soit à la hauteur de l'enjeu : vaincre la mucoviscidose. C'était tellement vrai qu'il existe toujours une sorte de serment implicite qui veut que le groupe parcoure la France dans tous les sens jusqu'à ce que l'on vienne à bout de cette maladie.

Parole en l'air ? Que nenni ! Et encore moins après le décès de ce cher Olivier emporté par la maladie, ce qui eut pour effet de galvaniser la troupe, laquelle fut encore ébranlée après le décès du papa d'Olivier. Ces deux disparitions eurent un impact énorme pour chacun des membres de la diagonale du souffle au point que le serment trouva une justification encore plus renforcée. Et dire que ce discours est d'actualité, c'est reconnaître aujourd'hui l'attachement de ces hommes à leur engagement et c'est aussi mettre en lumière la valeur de la solidarité vécue et partagée.

Ces différentes diagonales du souffle traversèrent le pays de part en part et si pour chacun, pédaler « utile » a du sens, la mission de communication sur la maladie en revêt également une très grande importance. En effet, immuablement, chaque périple connaît un schéma bien établi qui est le résultat d'une forte expérience. Au fil du temps, des réactions se concrétisent par des rencontres très riches en amitié et en solidarité.

À chaque départ dans une ville donnée, le groupe organise une réunion sous forme de conférence à laquelle participent parfois les élus de la ville, les associations sportives, mais aussi des membres de l'association Vaincre la Mucoviscidose. La tribune est ouverte systématiquement à un chercheur qui est géographiquement proche de la ville de départ. Cette organisation offre l'occasion au public de découvrir la maladie, une équipe de chercheurs, et de cette façon sensibilise à la cause.

Généralement, cette réunion a lieu la veille du départ effectif et se conclut par une réception amicale grâce aux bons soins des bénévoles rencontrés sur place.

Puis, vient le lancement de la diagonale proprement dite qui ralliera Le Relecq-Kerhuon après une bonne semaine à raison de deux cents kilomètres environ par jour. Chaque étape comporte quatre phases de roulage entrecoupées de pauses dans une mairie, une école, une maison de quartier. Chaque pause, invariablement, est le temps privilégié de la rencontre avec le public et les différentes organisations mobilisées. Chaque pause voit aussi le responsable du groupe donner un exposé au moyen d'un diaporama sur la maladie, toujours argumenté en direction des publics rencontrés.

Et vient le temps du repos le soir, où se vivent alors des rencontres plus riches avec les acteurs de la commune concernée. Il peut se dérouler des soirées plus ou moins festives en fonction de l'investissement des acteurs locaux et des participations des clubs et associations locales.

Toute diagonale est cogérée par le groupe : hébergement gratuit si possible, repas, contacts avec les municipalités, les associations, la presse et l'ensemble des acteurs mobilisables.

Le déroulement de chaque étape est placé sous la responsabilité de l'un ou l'autre des cyclos et ceci très en amont, plusieurs mois auparavant, à charge pour ce responsable de l'étape donnée de trouver les éléments matériels nécessaires, hébergement, repas, contacts sportifs, presse, pouvoirs publics… Le dossier ainsi bouclé est un projet que viendront compléter les chargés de communication et de présentation de la maladie dont la mission sera de donner l'information aux différentes haltes de la journée. Les conditions matérielles de ces haltes sont anticipées par le fourgon de tête qui met en œuvre les moyens – écran, vidéoprojecteur, sonorisation – qui seront utilisés pour cet aspect important de la mission de la Diagonale du Souffle : informer sur la maladie et communiquer sur l'action de l'association.

Inlassablement, ces opérations de communication se déroulent devant des publics très variables selon les différentes haltes opérées. Il arrive alors que des rencontres prennent un caractère particulièrement émouvant quand un patient vient, par sa présence, témoigner de la réalité de la maladie en évoquant ses épisodes complexes, ses attentes, ses espoirs et aussi quand des parents évoquent avec désespoir le souvenir de leur enfant emporté par la maladie.

Chaque diagonaliste a à l'esprit telle ou telle famille, rencontrée sur ces routes de France, dont le message est resté gravé à jamais avec une immense émotion ou une vision extrêmement spectaculaire de cet enfant ou cet adolescent très marqué par la maladie et dont les jours semblaient comptés.

Chaque étape, chaque diagonale apporte son lot de rencontres qui démontrent combien la maladie est en situation d'emporter des victoires, au détriment de ces patients qui se battent avec une énergie folle pour vivre, tout simplement. Alors vient à l'esprit la belle maxime qui a fait réagir en ces années 1980 : « En parler c'est déjà aider » et à laquelle est venu se greffer le slogan : « Vous respirez sans y penser, je ne pense qu'à respirer ».

Pour ces sportifs, la respiration n'est pas autre chose qu'une action normale, banale, sans recherche de performance. Parler de cette maladie qui prive les enfants d'une respiration normale est devenu un leitmotiv qui habite leur quotidien dans ces moments forts que sont les épisodes de la diagonale au printemps de chaque année.

Ce faisant, ils ont bel et bien le sentiment de concourir à l'œuvre collective de lutte contre la mucoviscidose aux côtés des militants de l'AFLM devenue Vaincre la Mucoviscidose.

Ils méritent respect et admiration pour une obstination dans la durée sur la base d'un serment prêté en référence à l'un des leurs, dont le fils a été emporté par cette maladie si meurtrière.

La municipalité du Relecq-Kerhuon, de quelque couleur politique qu'elle fut, offrit toujours à la Diagonale du Souffle les moyens logistiques et matériels souhaités. Comme elle a toujours honoré les rendez-vous rituels des événements récurrents, proposés par l'organisation de chaque diagonale : présentation du projet, arrivée majestueuse, réunion de bilan. Chacune de ces rencontres entraînait l'adhésion au plus haut niveau de la municipalité avec une très grande complicité et un réel engagement des services au bénéfice de la cause sans oublier les autres actions de collecte telles que tombolas, vide-greniers, représentations théâtrales, concerts, etc., organisées pour augmenter le résultat, soit un bilan pour les trente premières années de 666 176 euros.

Mon rôle de délégué comportait une phase de sollicitations auprès des employeurs de chaque diagonaliste afin qu'il puisse bénéficier d'un congé exceptionnel, ce qui aboutissait positivement pour les uns et essuyait un refus poli pour les autres.

1989 : UNE GRANDE ANNÉE !

Localisé depuis déjà quelques années sur le bras long du chromosome 7, le gène de la mucoviscidose refusait de se révéler et une course était engagée de part et d'autre de l'Atlantique par les Anglais d'une part et par les Américains d'autre part. Côté européen, à Londres, chez le professeur Williamson, les travaux avançaient bien et les collaborations se faisaient très constructives, Claude Férec et son équipe y participaient. Mais cette équipe fut doublée sur le fil par l'équipe canado-américaine sous le pilotage de LC Tsui, JR Riordan de Toronto et FS Collins de l'université du Michigan.

Ce fut une explosion de joie dans le monde entier : enfin on tenait le gène de la mucoviscidose et cette nouvelle annoncée à grand bruit fit le tour du monde au début septembre par le biais d'un article publié par « Science » le 8 septembre 1989.

Allions-nous enfin percer le mystère de cette maladie si grave, si présente dans nos populations caucasiennes ? Tout espoir fut enfin permis et le monde scientifique, comme le monde médical exultait de joie. Les propos les plus optimistes circulaient prédisant la fin de cette sinistre maladie dans les mois qui suivraient.

De grands noms de la communauté médicale spécialisée dans la mucoviscidose en France, prenant cette bonne nouvelle comme le début de la fin de la maladie, allèrent jusqu'à pronostiquer des dates pour achever de mettre cette mucoviscidose aux oubliettes.

L'enthousiasme est contagieux, toute la communauté des patients y croyait dur comme fer et c'était une liesse généralisée qui s'installa. Au point même que certains patients levèrent la garde et connurent une réelle dégradation de leur état de santé, entraînant quelques décès.

Au fil des mois, le gène montra son visage multiforme au gré des mutations qu'il présentait. Une, puis des dizaines, puis des centaines et des milliers de mutations caractérisaient ce gène rendant extrêmement complexe son approche et tarissant ainsi l'enthousiasme qui avait salué son clonage.

Il s'avérait alors que la tâche allait être bien plus complexe que prévu et qu'il faudrait sans doute déployer encore beaucoup d'énergie pour venir à bout de cette maladie si tordue.

Il n'empêche que la localisation précise du gène allait ouvrir la porte à bien des travaux de recherche sur les mutations. La course était engagée entre quantité de laboratoires dans le monde pour identifier les mutations plus ou moins spécifiques à telle région, à tel pays, à telle famille. Il s'agissait alors de dresser un inventaire de ces mutations et de cartographier la combinaison qui les avait mis en situation de provoquer la maladie, soit par une homozygotie soit par une hétérozygotie ouvrant ainsi la porte à de multiples appariements courants ou au contraire confidentiels voire orphelins.

À ce jour, plus de 2000 mutations du gène ont été identifiées avec des fréquences très variables (dont plus de 400 par l'équipe de Claude Férec), la plus répandue f508del est présente chez 80 % des malades à l'état hétérozygote ou homozygote.

De multiples mutations sont rarissimes pour ne pas dire orphelines, ce qui complique bien évidemment une approche thérapeutique de la protéine, mais qui n'interdit pas une approche de thérapie génique visant à remplacer le gène défaillant par un gène sain ou apporter une copie normale du gène. Deux approches bien différentes qui sont en concurrence avec avantage à la thérapie de la protéine pour le moment !

La connaissance autour du gène, dans le gène, devient de plus en plus précise et les patients ou leurs parents se prêtèrent volontiers au jeu de la découverte des mutations qu'ils portent. Cette révélation étant acquise, elle devrait être assimilée à un signe particulier, comme celui qu'on ne manque jamais d'inscrire sur les documents d'identité.

Force est de constater que nombreux sont les parents qui ne connaissent pas les mutations qu'ils ont transmises à leur progéniture, situation pour le moins parfaitement aberrante !

Mais d'une manière plus scientifique et dans une démarche de santé bien évoluée, les Centres de Ressources et de Compétences pour la Mucoviscidose tiennent bien jalousement ces informations dans le dossier médical de tous les patients composant leur file active et elles sont accessibles aux parents qui souhaitent les connaître.

C'est ainsi qu'à partir de ces données précises que le registre français de la mucoviscidose fut instauré permettant d'avoir une image aussi fidèle et exhaustive que possible sur une population comportant environ 7500 patients. Un outil extrêmement précieux que ce registre, objet de requêtes en toutes directions, afin d'appréhender la maladie sous les angles les plus improbables.

Au fil du temps, les pratiques d'aérosolthérapie, de kinésithérapie associant le sport évoluèrent considérablement. Les techniques de kinésithérapie respiratoire se concurrencèrent sous l'égide des grands noms de la spécialité de l'époque.

Joël Barthe, Henri Fouré, Hughes Gauchez, Jean Chevalier, Martine Bosschaerts, Sophie Jacques et bien d'autres imaginèrent des techniques rivalisant de pertinence et d'efficacité. Toutes furent, en leur temps saluées comme progrès décisifs en ces domaines si utiles pour les patients.

Toujours, il fallut considérer la kinésithérapie respiratoire comme l'outil majeur du traitement de la maladie, encore aujourd'hui, cette discipline est le traitement par excellence de la mucoviscidose.

Conscients de la nécessité d'être formés, nous allâmes recevoir les enseignements et conseils de ces grands spécialistes de la kinésithérapie. De son côté, à l'âge adulte, Véronique prit aussi la route de Lille et Rennes pour acquérir les dernières techniques dans ces domaines.

L'énorme bouffée d'espoir soulevé par la découverte du gène en ce début septembre 1989 donna des ailes à tout un chacun et notre région fut particulièrement mobilisée pour booster la recherche. Qui de son tournoi de football, de sa compétition de natation, de son match de basket-ball, de sa séance théâtrale, qui de son cross ou de son repas solidaire, chacun voulait apporter une pierre à l'édifice.

Un retour sur l'agenda de l'époque est très édifiant et les soirées et week-ends connurent une belle effervescence.

Combien de contacts s'établirent à cette époque ? Une comptabilité précise serait bien difficile à tenir ! Quel enthousiasme ! Quelle générosité ! Nous nous sentions pousser des ailes et loin de nous de refuser quelque action, il nous fallait organiser l'agenda pour ne pas superposer les événements...

Des manifestations à caractère pérenne virent le jour, comme les tournois de volley-ball qui drainèrent des équipes improbables de copains dans les entreprises ou au contraire des équipes organisées dans les championnats locaux sous l'égide de telle ou telle fédération. Une organisation très précise offre ainsi la possibilité à des spectateurs de pouvoir bénéficier d'un rafraîchissement ou d'une petite collation, tout ceci génère de belles entrées financières reversées à la lutte contre la mucoviscidose. Ce fut aussi cette dimension qu'aurait prise un groupe de coureurs à pied, qui traversant la France de Brest à Metz, contribuerait à l'effort collectif durable.

Enfin, ce fut aussi l'époque où le dépistage néonatal connut un intérêt grandissant et bien évidemment la popularité de cette action entraîna un besoin urgent de financement. Ce dépistage n'était pas pris en charge par l'Assurance maladie et comment décupler la collecte ? Il était alors cofinancé par l'ABER-M, le conseil régional et les conseils départementaux, jusqu'en 2002.

Jean-Pierre, encore lui avec le même bonheur, nous apporta toute sa créativité de publicitaire et nous mit sous les yeux une petite boule de poils avec deux yeux et un bandeau sur la tête. Il y attacha un petit ruban sur lequel était écrit : « À fond pour la vie »...

Il n'en fallait pas davantage pour lancer une vente à grande échelle de ce produit intitulé Wuppie et c'est par dizaines de milliers que se diffusèrent ces petites boules qui devinrent une véritable coqueluche à la pointe bretonne. Tout le monde voulait avoir le sien en blanc, en bleu, en vert, en rouge, bicolore, tricolore, multicolore. Mais surtout il était absolument nécessaire d'en avoir parce que c'était joli, parce que c'était pour une bonne cause. Surtout ce Wuppie était le témoin de l'engagement de chacun à une lutte contre une maladie qui pouvait concerner tout le monde…

Il me revient à l'esprit que notre demande au publicitaire portait sur une petite peluche populaire, pas chère et portant un message, ce que nous ne savions évidemment pas faire. Mais qui demeurait la spécialité de Jean-Pierre avec qui nos liens se resserrèrent encore bien plus…

Les Wuppies voyagèrent beaucoup via le bureau de poste de Brest Saint-Pierre, et leur faible poids autorisait l'expédition au moyen d'un courrier postal tout à fait ordinaire. Mijo y contribua énormément et ses nombreux déplacements au bureau de poste en avaient fait la cliente la plus assidue. Son passage fut particulièrement remarqué, chaque jour, pendant de nombreux mois.

Les expéditions allaient bon train bien évidemment dans notre région mais aussi bien au-delà, notre Wuppie avait une telle « bobine » si sympathique qu'il séduisait à tout va !

1990 - 1991 Opération MUCOVISCIDOSE

Une de ces années à marquer au tableau d'honneur aux côtés de 1989 avec la découverte du gène…

La mobilisation populaire atteignit une dimension assez extraordinaire au point de déclencher une prise de conscience sur le plan des instances en capacité de mobiliser l'opinion à grande échelle. C'est ainsi que naquit une initiative extraordinaire associant le Centre Hélio Marin de Roscoff (CHM), le Centre de Transfusion Sanguine de Brest (CTS) et *Le Télégramme*, le quotidien de référence de la presse régionale.

Réunies en cercle relativement restreint, ces trois entités étaient représentées par leurs plus hautes autorités, Bruno Heinry, directeur du CHM, Jean-Paul Saleün, directeur du CTS et Jean-Pierre Coudurier, Président directeur général du *Télégramme*, et chacun assisté respectivement du docteur Gilles Rault, du docteur Claude Férec et de Marcel Quiviger, rédacteur en chef. Ce groupe allait imaginer une opération extrêmement audacieuse en cette bonne terre bretonne, si active et généreuse.

Il ne s'agissait rien de moins que de réitérer une opération de même nature que celle qu'avait engagée *Le Télégramme*, quelques années auparavant, pour doter le CHU de Brest d'un scanner qui ne pouvait faire l'objet d'un financement de l'institution. Cela consistait alors à solliciter la générosité du public sur la base d'un appel à dons qui se traduisait simplement par l'envoi au *Télégramme* d'un chèque au montant variable. Ce don faisait l'objet de l'émission d'un reçu fiscal et petite satisfaction pour le donateur, ce dernier voyait son nom et son don figurer dans l'édition du quotidien du lendemain. Ce pari audacieux aboutit largement au financement de l'appareil en question et il permit également de financer le même appareil pour l'hôpital de Quimper !

C'est forte de cette réussite restée gravée dans les mémoires et dopée par les récentes annonces relatives à la découverte du gène de la mucoviscidose que l'idée germa chez nos interlocuteurs devenus partenaires très rapprochés.

Mais cette collecte pouvait courir le risque de « tomber à plat » si elle arrivait sans actions médiatiques et c'est ainsi qu'une très grosse manifestation équestre vit le jour sous l'appellation d'Equi Muco. Une idée un peu folle sans doute qui consistait à organiser un tour de Bretagne équestre, étalé sur plusieurs semaines. Il regroupait un nombre important de chevaux et cavaliers qui seraient les porte-paroles de cette opération Mucoviscidose, auprès de la population dans les différentes villes et communes traversées.

Projet titanesque s'il en est, un périple de cette nature requiert des compétences organisationnelles et des capacités à joindre des contacts qui relaieraient l'opération en organisant l'accueil dans les villes, l'hébergement et la communication.

Cette opération devait avoir un lustre extraordinaire tant était forte l'ambition de toute cette organisation. Le départ fut fixé au 12 novembre 1990 depuis le centre de Perharidy à Roscoff, avec en perspective 34 étapes tout autour de notre Bretagne pour se conclure le 15 décembre à son point de départ.

Beaucoup de monde autour des initiateurs de ce projet grandiose avec bien sûr des cavaliers et leurs familles, entourant les montures harnachées. Le ministre de la Santé en personne, les personnalités de tout le Léon avec les maires et députés, la population sans oublier les patients, leurs familles et les soignants de Perharidy à qui était dédiée cette manifestation hors norme, étaient présents.

Porteurs d'étendards à l'instar des Croisés, ces chevaliers de la lutte contre la mucoviscidose étaient en « mission » contre cette maladie et toute leur détermination se lisait sur ces visages, résolument courageux voire téméraires tant fut immense l'enjeu d'un tel périple sur une durée aussi longue !

Ils partirent vers ces horizons où ils étaient attendus et où ils seraient accueillis avec admiration. Les derniers sabots retentissaient encore sur l'asphalte du centre de Perharidy, laissant à chacun l'image de ces valeureux chevaliers médiévaux se portant à la conquête d'un Graal accessible !

Ce Tour de Bretagne équestre était totalement consacré à la mucoviscidose tant en matière de communication qu'en matière de collecte de fonds. Il portait en lui ces deux dimensions et dès le lendemain de l'opération *Le Télégramme* ouvrait une page essentielle de la bagarre contre la mucoviscidose en Bretagne. Et quelle bagarre !

En effet, comme cela fût fait pour le scanner de Brest quelques années auparavant, la décision du *Télégramme* d'inviter les Bretons à donner de l'argent pour la lutte contre la mucoviscidose fut une formidable poussée dans le dos des chercheurs, des soignants qui se liguaient contre cette maladie.

Et que dire des familles qui n'en croyaient pas leurs yeux et leurs oreilles : on allait parler mucoviscidose dans le journal et ceci tous les jours ! Fantastique, inouï, comment cela se pouvait-il ?

Il est vrai que dès le lendemain du départ de la rando équestre Equi Muco, *Le Télégramme* titrait sur cette grande manifestation sportive à vocation humanitaire mais surtout ce quotidien lançait l'Opération MUCOVISCIDOSE.

« Et on allait voir ce qu'on allait voir ! »

Chaque jour, inlassablement, des pages entières d'articles citaient les soutiens associatifs, sportifs, les expressions de partenaires, les témoignages de soignants, de chercheurs, des responsables de la vie publique, maires, conseillers généraux, ministres.

Tous les bras secourables imaginés contre la mucoviscidose répondaient présents...

La part consacrée aux propos des patients et de leurs familles avait la plus haute importance surtout en cette période extrêmement dense en matière d'innovation. La toute récente découverte du gène avait engendré un espoir très légitime et tout avait été concentré sur cette découverte au cours de cette année qui s'écoulait avec une intensité de l'attente hors du commun. N'avait-on pas prédit au lendemain de cette découverte qu'on viendrait à bout de cette maladie très rapidement ?

Les chercheurs étaient sur la sellette et tout portait à croire qu'ils sortiraient rapidement le lapin du chapeau ! Parmi eux, l'équipe du docteur Claude Férec concentrait sur elle une immense levée de fol espoir, tant avaient été vantés les mérites et l'efficacité des travaux de cette unité de recherche.

En outre, les techniques révolutionnaires en matière de greffes pulmonaires avaient suscité de nouvelles raisons de croire en ces pratiques qui sortaient encore depuis peu de l'expérimentation.

En la matière, l'équipe de transplantation pulmonaire de l'hôpital Laennec de Nantes avait le vent en poupe grâce à l'implication et au dévouement sans borne de cette unité qui a pour terrain de jeu toute la Bretagne et les Pays de Loire. Ces deux régions préparaient avec le plus grand soin les candidats à la transplantation.

La recherche, la transplantation, toutes deux disciplines particulièrement portées aux nues en raison du prestige de leur mission, ne pouvaient en aucun cas se passer de la compétence des centres de soins qui avaient la lourde tâche de soigner, de maintenir en vie ces enfants, ces jeunes adultes qui, il y a seulement 25 ans, disparaissaient vers l'âge de 7 ans.

Nous avons toujours une foi inébranlable en la science, ce fut notre moteur pour l'action menée, elle reste intacte et nous croyons en ses capacités à vaincre cette maladie.

Qu'il s'agisse de Roscoff, Rennes, Nantes, Vannes, Brest ou Saint-Brieuc, tous ces centres de soins avaient l'immense responsabilité de maintenir ces patients dans le meilleur état possible en attendant la promesse née de la découverte du gène ou à défaut, en attendant l'alternative, seule et unique voie de mieux-être, de la greffe. Acteurs essentiels dans le devenir de ces patients, ces centres de soins s'acharnaient contre l'inexorable avancée de la maladie.

Plus particulièrement Roscoff faisait l'objet de toute l'attention de l'Opération MUCOVISCIDOSE, tout comme l'unité de recherche dirigée par Claude Férec.

La parole partagée quotidiennement sous forme de témoignages, de reportages connaissait un engouement extraordinaire et la bonne idée, l'idée lumineuse associée fut de lancer dans ce même temps d'information massive très détaillée, un appel à la générosité de la population bretonne.

Très rapidement, les actions individuelles furent relayées par les associations sportives, culturelles, par les communes, par les entreprises. De jour en jour, se faisaient de plus en plus nombreuses les initiatives populaires qui foisonnaient sur toute la région.

Les rencontres sportives, les courses en tout genre, les repas, les concerts, les soirées loto, les représentations théâtrales se livraient à une forme de compétition à caractère festif, ce qui paraissait très important en effet.

Quelle forme d'enthousiasme revêtait chacune de ces manifestations ! Il s'y passait toujours quelque chose qui pouvait s'apparenter à une grande manifestation de générosité collective.

La maladie était décrite sans fard, les espoirs dépeints avec beaucoup de conviction. Il n'en fallait pas moins pour entraîner l'adhésion de tout un peuple, en l'occurrence un peuple celtique fort de ses racines ancrées dans le granit et pour lequel le mot solidarité a du sens.

Toute la rédaction du *Télégramme* était impliquée, comme entraînée dans une œuvre collective à laquelle chacun apporterait sa pierre, contribuant ainsi à l'essor de cette opération absolument inédite dans la forme et dans son objectif. En effet, chercheurs, médecins, familles, patients unis autour d'une même cause trouvaient un soutien phénoménal dans toutes les strates de la population. À commencer par les particuliers qui y allaient de leur écot en toute confiance et qui n'étaient pas peu fiers de voir leur nom affiché dans l'édition du jour avec le montant de leur don. Cet élan relayé et largement amplifié par les entreprises et commerçants de toute nature fut considérablement renforcé par l'apport très dynamique du monde associatif. Ce fut toute cette synergie qui donna à l'Opération MUCOVISCIDOSE l'efficacité qui la caractériserait.

On y retrouvera, entre autres, la générosité de Renée et Marcel qui remettaient une partie du montant des opérations de cordage des raquettes de tennis, après qu'ils eurent été sensibilisés des années avant, à mon initiative, en tant qu'acteurs du monde du sport.

Outre les actions de terrain conduites un peu partout, les soirées d'information permirent de porter la parole à proximité des habitants. La tenue de ces conférences suscitées par telle ou telle structure associative donna lieu à des débats dans des salles de spectacle, dans des centres culturels ou encore des amphithéâtres à travers toute la Bretagne. De Nantes à Rennes, de Brest à Concarneau, de Saint-Brieuc à Vannes, ces soirées-débats mobilisaient médecins, chercheurs et aussi les représentants d'associations. Jacques, Etienne, et moi parcourions ainsi des centaines de kilomètres, le soir après la journée de travail pour porter le message attendu.

Les auditoires, à géométrie très variable, avaient une réelle soif de connaissance de la maladie et si les questionnements se faisaient pertinents, c'était surtout qu'ils témoignaient du caractère confidentiel dans lequel était maintenue cette maladie encore trop peu connue.

Les médecins et chercheurs ne ménageaient pas leurs efforts et leurs propos étaient reçus, pour beaucoup comme une révélation sur un sujet dont l'existence insoupçonnée prenait tout à coup une grande importance, en raison de la fréquence révélée de la maladie dans notre région. Une naissance sur 1600 à 1800 donnait lieu à la survenue de la maladie !

C'était bien une affaire bretonne et *Le Télégramme* avait bien raison de s'emparer de cette campagne d'information.

De toute évidence, cette prise de conscience collective allait ouvrir de nouveaux horizons, d'une part, aux chercheurs et soignants et d'autre part, aux patients et leurs familles. Plus rien ne serait comme avant, le mur de silence s'effondrait et on allait enfin savoir ce qu'était cette maladie.

On vit aussi des familles oser dire que leur enfant en était atteint alors que jusque-là, on cachait, comme tare, cette maladie génétique assassine qui emportait nos enfants avant qu'ils ne soient bien grands.

Dans cet immense élan de mobilisation, il serait imprudent de citer les opérations qui se déroulèrent, ce serait long et fastidieux, on en oublierait. C'est surtout une reconnaissance générale qu'il faut laisser émerger pour réunir tout le peuple de Bretagne dans un même élan de générosité, de vraie solidarité, témoignant de l'entité forte que signifie l'appartenance à ce peuple si volontariste.

Mais une action toute particulière mérite quand même un regard plus particulier. Il s'agit du Chœur des Maires. Le Chœur des Maires ?

Au final, il s'est agi d'une représentation donnée au théâtre de Morlaix en soirée le 22 décembre 1990 à laquelle contribuèrent 130 maires bretons du Finistère, des Côtes-d'Armor et du Morbihan. À l'initiative conjointe de Mut'29 incarnée par Guy Herry, Claude Duroch et François Cloatre et du *Télégramme* représenté par Marcel Quiviger, ce projet fou reçut l'adhésion sans réserve de ces élus. Ils acceptèrent de consacrer plusieurs soirées de répétition au Juvénat de Châteaulin sous la baguette de l'abbé Abjean, chef de chœur patenté et reconnu, et de se livrer à un spectacle absolument prodigieux au théâtre de Morlaix. Cette soirée fut parrainée par la comédienne Dominique Lavanant et orchestrée par Yves Philippe et Marie-Laure Augry, tous deux journalistes de la télévision.

Cette assemblée de maires tout acquise à la cause offrit le meilleur et se montra très heureuse de pouvoir donner de la voix pour un concert inoubliable avec des chants bien traditionnels et une chanson inédite, sans oublier les prestations en solo ou en petite formation. Il était important de noter que tous ces maires, dont certains étaient présidents de conseil général ou ministres, avaient laissé de côté leurs options politiques pour se mettre en parfaite harmonie dans ce combat contre l'ennemi commun : la mucoviscidose. Le Bro Gozh ma zadoù chanté à pleine voix fut le ciment du Chœur des Maires y compris de Kofi Yamgnane qui arrivait tout droit de son ministère pour venir chanter à Morlaix. « Géant » !

Au début de la trêve des confiseurs, cette action extraordinaire laissa une trace indélébile dans le panorama breton et un disque 45 tours fut édité et enjolivé par une très belle pochette illustrée par le célèbre affichiste quimpérois Alain Le Quernec.

Au-delà de son caractère très symboliquement ouvert à toutes les tendances, il faut reconnaître la belle adhésion de ces élus représentant les pouvoirs publics. Elle marquait alors de manière forte le fait que cette maladie devait faire l'objet de toute l'attention des autorités et cette prise de conscience publique est à mettre à l'actif des responsables de Mut'29 et du *Télégramme*.

Au total, cette Opération MUCOVISCIDOSE, si elle avait un but évident tourné vers la collecte de fonds, avait aussi atteint un tout autre objectif qui permit au public d'acquérir un niveau de connaissance inespéré sur cette maladie. À raison de près de 120 jours consécutifs, *Le Télégramme* consacra un espace très important à la mucoviscidose, par du rédactionnel, par de l'enquête, par du témoignage et par la relation quotidienne des actions programmées ou passées au profit de cette cause. Sans oublier les donateurs qui acceptaient d'afficher le montant de leur don !

Menée tambour battant par tant de forces vives, cette opération connut une fin en apothéose avec des actions extraordinaires qui furent les bases d'actions qui perdurent encore avec une belle réussite.

Le bilan financier final, voisin de cinq millions de francs, avait donc allure de pactole véritablement énorme, à partager entre le laboratoire du docteur Claude Férec et le centre de soins de la mucoviscidose de Roscoff au profit du docteur Gilles Rault et toute l'équipe de soignants. Nous aboutissions donc à une finalité très largement évoquée tout au long de l'opération : donner les moyens à la recherche et à la qualité des soins dans des unités bretonnes qui reçoivent les patients bretons. Ils ont été portés par toute la population bretonne dans un élan de générosité et de solidarité ; comme savent le faire si bien ces sacrés Bretons bien têtus mais surtout bien organisés en l'occurrence contre une maladie qui les concerne.

Manou

Mais ce mois de novembre 1990 fut aussi marqué d'une grosse douleur pour Véronique avec le départ de Manou.

Qui était Manou ? Elle est la seconde fille de Joëlle et Jean-Paul, habitants de la banlieue parisienne à quelques kilomètres d'Orly et atteinte aussi de mucoviscidose. Elle avait quelques mois de plus que Véronique et sa santé n'était pas extraordinaire. Suivie dans un centre hospitalier de banlieue, l'idée était venue aux soignants qui la prenaient en charge de lui faire passer des vacances d'été au bord de la mer. Roscoff fut tout désigné car il disposait d'une structure d'accueil de type colonie de vacances, avec un support médicalisé extrêmement performant. Et ce fut ainsi qu'en 1987 à l'occasion d'un séjour à Roscoff, Véronique rencontra Manou dans le cadre d'une colonie de vacances sanitaires. Chacune d'elles mettait à profit ce séjour pour reprendre des couleurs, des forces et pour ressourcer leurs organismes ébranlés par la maladie. Le docteur Jehanne avait souhaité que les deux fillettes se rapprochent, Véronique pouvant aider Manou à surmonter sa timidité et rendre leurs relations plus bénéfiques.

Les deux fillettes qui avaient une dizaine d'années échangèrent beaucoup, devinrent grandes copines ; pour tout dire, elles avaient tant de choses en commun qui les rapprochaient.

À la rentrée scolaire, chacune retrouva son environnement familial et la relation à distance fut entretenue grâce au téléphone et aussi au courrier qu'elles échangèrent régulièrement.

Parole fut donnée que l'année prochaine elles se retrouveraient à Roscoff et avec la complicité bienveillante du bon docteur Jehanne, nos deux minettes se lièrent d'amitié encore plus fortement. Ainsi passèrent les mois et à la faveur d'un déplacement parisien, nous eûmes le plaisir de passer une soirée au domicile de Manou avec ses parents et sa grande sœur

Isabelle. Ce fut une grande journée de découverte parisienne, avec entre autres le Musée Grévin et toute une pérégrination touristique dans la capitale, à travers différents quartiers tous plus pittoresques les uns que les autres. Isabelle et Benoît étaient en séjour de ski en février, car l'altitude était déconseillée pour Véronique et cela leur permettait d'échapper, le temps d'une semaine, aux contraintes de soins de leur sœur tout au long de l'année.

Voilà donc qui était Manou (diminutif d'Emmanuelle) au doux regard et à l'expression si joyeuse quelque peu teintée parfois de cette angoisse. Angoisse qui peut étreindre les patients atteints de mucoviscidose qui ne veulent pas révéler leur situation, en dissimulant leurs difficultés à respirer, en se retenant de tousser, pour masquer cette maladie. Leur hantise d'être remarqués transpire parfois sur leur visage.

Et donc en ce mois de novembre 1990, alors que l'Opération MUCOVISCIDOSE fut tout juste lancée, un affreux coup de téléphone vers ma chère Mijo, à notre domicile m'apprit le décès de Manou dû à une septicémie en raison d'une infection de sa chambre implantable à perfusion. Je fus pétrifié, et je pensais à ma Véronique si loin de moi en ces moments, car en effet, je participais à une grande réunion sur la mucoviscidose au palais des Congrès de Lyon.

C'était la plus mauvaise façon d'appréhender une telle situation et il me faudrait attendre mon retour à la maison pour, qu'avec Mijo, nous apportions à Véronique le soutien qui allait s'avérer bien nécessaire.

Drôle d'année 1990, qui vit s'envoler la notoriété de la mucoviscidose dans notre région et comme pour se venger cette « saleté » de maladie emportait un être cher, encore un parmi tant d'autres malheureusement.

Jean-Paul, informaticien, qui avait repris des études de médecine et était devenu médecin, ne put sauver sa fille.

Quelques années plus tard, à l'occasion d'un déplacement à Lille, la route de notre retour passait par Lisieux où Joëlle avait établi un nouveau lieu de vie au décès de son époux Jean-Paul. Nous demandâmes à pouvoir nous recueillir sur la sépulture de Manou. Joëlle nous y mena et nous pûmes laisser notre Véronique en tête à tête avec sa copine durant de longs moments de silence, dans le cimetière de cette petite commune voisine de Lisieux où repose à jamais cette adorable Manou.

Le décès de Manou explique pourquoi Véronique a refusé pendant des années d'avoir une chambre implantable à perfusion, préférant être piquée et repiquée tous les jours pour ses perfusions d'antibiotiques.

Dans ce service Marfan où elle subit maintes cures sous forme de perfusion, les infirmières déployèrent un talent fou et une patience hors normes pour trouver la veine qui accepterait le traitement. De guerre lasse, certaines fois, il fallut recourir aux bons services des anesthésistes de maternité à l'étage au-dessous, pour pouvoir réussir l'implantation souhaitée. Ce fut Francine, alors infirmière dans ce service qui joua le rôle d'intermédiaire, jusqu'à ce que ce ne fût plus possible.

Ne souhaitant que rien ne rappelle la maladie entre les cures sur son corps, Véronique s'opposa fermement à la mise en place de cette chambre implantable qui répond au doux nom de Port-A-Cath®.

Elle dut y recourir cependant, tant était délabré l'arbre veineux et elle en est désormais à sa quatrième chambre implantable, après deux septicémies sur les deux premières et dix picc-lines.

La scolarisation : quel projet ambitieux !

Je l'ai dit quelques pages plus en amont, le domaine social était pour moi un champ d'action particulièrement important et terriblement appelant. Cela fut le sens de mon engagement le plus total au plan de l'Action Sociale des Armées, puis au sein de l'AFLM. Notamment, une action pour la qualité de vie des patients, pour un collectif d'associations de personnes handicapées et enfin au sein des organismes sociaux par le biais de la représentation syndicale au sein du conseil d'administration de la Caisse d'Allocations Familiales du Nord Finistère.

Ces lieux d'exercice de militantisme correspondaient, à mes yeux, à la nécessité de porter un regard compassionnel, mais pas seulement, sur les situations que devaient subir les personnes confrontées à des difficultés de natures diverses. Ces difficultés prenaient racine d'une manière parfois implacable en raison d'un décès de proche, en raison d'une maladie invalidante ou encore d'un revers professionnel plongeant parfois des familles entières dans une précarité bien imparable.

Bien sûr, l'aide ou l'assistance immédiate pouvait résoudre très momentanément la difficulté mais le plus souvent un accompagnement s'avérait nécessaire. L'action sociale prenait alors une tout autre dimension qui consistait à remettre debout ces personnes frappées de plein fouet par un malheur qui les dépassait.

Au sein de l'Association Française de Lutte contre la Mucoviscidose, il était un domaine très peu investi, même si les structures officielles avaient mis une offre de service qui, à nos yeux, présentait de nombreuses et phénoménales lacunes.

Je veux parler de la scolarisation des enfants atteints de mucoviscidose pour lesquels la réglementation applicable aux enfants handicapés visait surtout les champs des handicaps moteur et intellectuel. En effet, pour ces enfants, il existait déjà des établissements d'accueil spécialisés et leur scolarisation y était assurée selon des principes spécifiques à la nature de chaque handicap.

C'est ainsi que les centres d'accueil seraient tout à la fois établissements scolaires et de soins. Des possibilités d'internat ou de semi-internat furent offerts selon le degré de dépendance des malades d'une part et selon les capacités des parents à assumer la présence au domicile d'un enfant qui requiert beaucoup d'attentions particulières.

Pour en revenir à la scolarisation des enfants atteints de mucoviscidose, rien de spécial n'existait et il est vrai que le jeune âge auquel ces patients perdaient la vie fit que cette préoccupation n'occupait pas le devant de la scène. Priorité était donnée à la recherche, à la qualité des soins et à l'amélioration de la vie des patients au sein de leurs familles.

Mais la fin des années 1980 vit poindre çà et là des familles dont les enfants grandissaient et devenaient des adolescents voire de jeunes adultes, en quête de parcours scolaires ou étudiants. Leur appétence était globalement insatisfaite, en raison des lacunes présentées par le système éducatif.

Au sein du département qualité de vie sous la responsabilité de Myriam Henry, fut donc prise la décision de s'emparer de ce sujet et d'en faire une action majeure afin de répondre au mieux aux attentes des patients et leurs familles. Un groupe de travail se constitua et je l'intégrai dès le lancement de cette idée. Plusieurs personnes s'y attelèrent, dont Nicole M. et Sylvie B. en leur qualité de mamans et d'enseignantes auxquelles se joignirent d'éminents spécialistes de la pédagogie. Il apparut, avec une grande conviction, la nécessité d'avoir connaissance de l'état des lieux qui devenait une priorité. Comment y parvenir sinon par le lancement d'une grande enquête auprès des adhérents ?

Qui dit enquête dit questionnaire, certes, mais quel objectif voulait-on atteindre ?

Nous fûmes plongés dans une grande réflexion sur ce sujet qui supposerait beaucoup de travail à la fois pour élaborer le questionnaire et le faire parvenir aux répondants potentiels, en ciblant les destinataires.

Alors comment organiser la réflexion ?

L'existant en matière d'accompagnement scolaire montrait les différents aspects des dispositifs pour les élèves écartés du système scolaire pendant des périodes relativement courtes du fait d'un accident ou d'une maladie.

Ce fut volontairement que nous écartâmes les structures d'accueil spécialisées évoquées plus haut pour pouvoir mieux mettre l'accent sur le caractère très particulier des maladies chroniques qui génèrent une situation de handicap. La mucoviscidose par son caractère permanent et, ce depuis la naissance, est l'exemple type des maladies qui posaient problème mais qui ne trouvaient pas de réponse satisfaisante dans l'arsenal réglementaire en vigueur.

Que fallait-il créer pour nos enfants ? Fallait-il des mesures spécifiques propres à la seule mucoviscidose ? Autant de questions qui méritaient un inventaire des difficultés rencontrées par les patients et leurs familles sur les bancs de l'école. Comment savoir ce qui faisait problème pour la scolarisation de nos jeunes ?

Notre groupe travailla d'arrache-pied sur une grille de questionnement qui serait diffusée aux patients et aux familles. L'élaboration de cette grille exigerait un nombre d'heures impressionnant de travail, d'échanges et de recherche d'une exhaustivité nécessaire afin de ne pas passer à côté des sujets essentiels.

Nous prenions le parti de scinder notre population scolaire en deux tranches, la première pour les enfants jusqu'à l'âge de 12 ans et la seconde au-delà, jusqu'à l'accès aux formations professionnelles.

Il fallut quasiment une année de travail pour aboutir à la production des deux grilles et leur diffusion commença au début de l'année 1987 avec pour but de collecter un maximum de réponses le plus rapidement possible. Ce temps de réponse des adhérents s'étala sur quasiment 18 mois et l'exploitation des réponses commença avec un réel enthousiasme. Le dépouillement manuel (point d'ordinateur, point de grilles standard) prit un temps « fou » en raison de la réalisation de questionnaires ouverts laissant le rédacteur devant une page qu'il enrichissait très abondamment. Il devint alors extrêmement complexe de traiter la totalité des réponses en des temps brefs.

En effet, il s'avéra nécessaire de pointer méticuleusement les détails portés et surtout de bien repérer les particularismes rapportés.

Les centaines de réponses furent étudiées en détail afin de ne rien laisser en suspens car chaque difficulté relevée par des parents soucieux du bien-être de leur enfant à l'école devait trouver une réponse adaptée.

L'analyse fine des réponses conduite par des bénévoles prit effectivement un temps extrêmement long car tout se faisait au moyen du courrier postal. Internet ne fonctionnait pas encore et rares étaient les bénévoles qui maîtrisaient l'outil à cette époque.

Trier les réponses par pôle d'intérêt, par tranche d'âge, par niveau scolaire, par lieu géographique, fut la première mission finalement assez simple à opérer et chaque questionnaire fut généralement suffisamment « parlant » pour permettre ces tris.

C'est ainsi qu'apparaissaient mille et une problématiques avérées et d'autres insoupçonnées qui conduisaient effectivement à un constat implacable : il y avait « de quoi faire » !

Le faire ne pouvait cependant se dispenser du dire et ce dernier ne pouvait s'affranchir du réfléchir. Tout était devant nous comme une véritable montagne qui devait être gravie par toutes ses faces afin que rien ne puisse échapper à la nécessaire construction d'un édifice qui devrait comporter autant d'issues que nécessaire.

Le traitement des questionnaires par thématiques s'engagea et le tri des réponses prit en considération les apports plus ou moins structurés des répondants. Quelques-uns avaient laissé libre cours à leur stylo en s'élançant dans la narration de témoignages desquels il fallait extraire une préoccupation particulière entrant de plain-pied dans la démarche globale.

Avec beaucoup de patience, beaucoup d'échanges autour d'une table, peu à peu les idées s'organisèrent et vinrent nous aider à affronter la montagne. De toute évidence, le sommet de cette montagne resta nimbé de nuages pendant plusieurs mois. S'affranchir de leur présence pour apercevoir la cime exigerait des mises au point, des confrontations et de très nombreux échanges sur l'importance de la scolarisation qui, coûte que coûte, devait être dispensée à tous nos petits patients jusqu'à l'aboutissement de leur parcours scolaire.

Restait la question primordiale de la stratégie !

Porter haut le message pour en arriver à ce qu'il soit transformé en un dispositif officiel demandait effectivement que ce travail, conduit sur la base de l'expression des parents d'enfants malades, se transforme en une revendication portée par toute l'association.

Pour ce faire, nous réfléchîmes à la forme que devait avoir cette action et nous optâmes pour la rédaction d'un petit opuscule qui comporterait succinctement un descriptif général de la mucoviscidose et des contraintes de soins qu'elle engendre.

Viendrait ensuite une forme de constat mettant en lumière les difficultés de nos jeunes avec entre autres celles liées à la méconnaissance de la maladie dans le milieu enseignant, sans oublier les attitudes quelque peu teintées d'ostracisme de la part des personnels liés à l'école en général à l'égard d'enfants différents.

Et en fin d'ouvrage furent exprimées les propositions qui feraient que nos jeunes patients pourraient enfin bénéficier d'une scolarisation quasi normale.

Ce document sobrement rédigé et simplement présenté reçut l'aval du conseil qualité de vie. Pour être exporté, il fallait préalablement qu'il reçoive l'approbation du conseil d'administration qui en ferait alors un outil politique en direction des pouvoirs publics.

Encore fallait-il, et ce fut un très gros travail accompli par la direction de la qualité de vie, explorer le terrain auprès des dits pouvoirs publics compétents. À savoir, le ministère de l'Éducation nationale, le ministère de la Santé, le ministère des Affaires sociales et son secrétariat aux personnes handicapées, autant d'institutions concernées dont il était urgent de prendre l'avis avant de présenter officiellement une démarche porteuse du sceau de l'AFLM.

Il était totalement impensable de monter au créneau sans avoir prospecté les chances de voir aboutir le projet auprès des différents interlocuteurs qui auraient à se prononcer sur le sujet.

Myriam Henry, patiemment, engagca alors les entretiens auprès des responsables des départements ministériels concernés, avec bien souvent un accueil étonné de la part d'interlocuteurs totalement incultes vis-à-vis de la réalité vécue par les enfants atteints de mucoviscidose.

Les observations formulées réunies çà et là par ces hauts fonctionnaires, la rédaction définitive de notre document pouvait enfin être conduite avec un soin particulièrement attentif afin que notre organe décisionnel, le conseil d'administration, y trouve matière à bien poser le problème aux instances politiques du pays. Et dans l'échange avec les instances dirigeantes des ministères, il se trouva des voix qui nous assurèrent que notre projet ne pouvait être le seul projet de l'AFLM. Il fallait bien penser que les ministères concernés n'allaient pas engager des négociations sur ce sujet avec toutes les associations représentatives des différentes populations de patients divers.

L'impérieuse nécessité d'aborder cette question de la scolarisation d'enfants malades avec d'autres associations émergea. Certes, l'AFLM est engagée dans un collectif très large d'associations relevant du monde du handicap, mais pour autant toutes ne se sentaient pas devoir investir des forces dans ce combat... L'AFLM se rapprocha cependant de l'AFM (Association Française contre les Myopathies) et une entente se dégagea pour mener de front une action sur les bases du projet élaboré par notre association qui trouva un écho très favorable auprès des autres responsables.

La décision fut donc prise d'adresser le document au ministre de l'Éducation nationale qui était à cette époque Jack Lang. Après que les conseillers du ministre eurent étudié le document sous tous ses aspects, un rendez-vous très officiel fut fixé le 26 novembre 1992 auquel furent conviées nos deux associations AFM et AFLM. Myriam et moi arrivâmes au siège du ministère de l'Éducation nationale et patientâmes quelques minutes à l'extérieur pour entrer avec les représentants de l'AFM. L'heure du rendez-vous fixée ne pouvait en aucun cas être l'objet d'un quelconque retard et ce fut donc la seule délégation de l'AFLM qui pénétra dans les locaux du Ministère.

Les formalités d'usage se déroulèrent bien ordinairement comme il sied en pareils lieux importants de la République et après quelques instants, nous fûmes orientés dans la bibliothèque qui jouxte le bureau du ministre.

Entrèrent alors deux personnes qui se présentèrent comme les conseillers de Jack Lang et nous livrèrent leurs identités, Jean Hébrard, inspecteur général de l'éducation nationale et Pierre Jouannet, médecin.

Nous convînmes de patienter quelques instants encore afin de permettre l'arrivée de la délégation de l'AFM, laquelle peu après fit savoir par téléphone qu'elle était prisonnière d'un embouteillage automobile quelque part dans la capitale. Nous fûmes alors, en accord avec cette délégation bien malchanceuse, en situation de négocier le texte avec les représentants du ministre, lequel était, lui aussi, retenu par une obligation imprévue.

Notre échange avec ces hauts personnages du ministère se déroula dans un climat très agréable. Nos interlocuteurs suggérèrent avec pertinence que les dispositions que nous préconisions soient étendues pour les patients porteurs d'autres pathologies elles aussi très pénalisantes. Bien évidemment, il était tout naturel de porter ces dispositions en ayant à l'esprit que nous n'en faisions pas une chasse gardée, bien au contraire.

Quelque peu désappointés par cette entrevue qui ne s'était pas déroulée comme nous l'avions imaginée, nous affichions cependant un optimisme mesuré car l'ensemble des propositions élaborées paraissait plaire à ces grands responsables qui n'auraient pas la moindre difficulté à obtenir la signature du ministre.

Il faut le temps de la maturation pour que sorte un texte de quelque Ministère que ce soit. Effectivement, le 26 mars 1993, la circulaire destinée à favoriser l'intégration et le soutien scolaire des enfants et adolescents atteints de maladies chroniques fut publiée au bulletin officiel de l'éducation nationale. « OUF » !

Mais ce n'était pas fini ! En effet, quelques jours après la parution de cette circulaire, Jack Lang ne fut pas reconduit à ce poste par la volonté du peuple à l'occasion d'élections législatives défavorables à son camp. Le travail de cette circulaire fut repris par François Bayrou qui en modifia quelques termes sur la forme, laissant en l'état le fond négocié par nous et les conseillers de Jack Lang. Une nouvelle circulaire modifiée dans sa forme fut donc publiée le 22 juillet 1993.

Je ne résiste pas à porter la focale sur Jean Hébrard, qui, je l'ai dit plus haut, était inspecteur général de l'éducation nationale. Ce grade peut en effet signifier qu'il peut avoir atteint l'âge d'être grand-père et effectivement, il porte dans sa descendance une petite-fille atteinte de mucoviscidose. Il n'est pas besoin d'être grand clerc pour mesurer combien l'étude de notre dossier présenta un réel intérêt à ses yeux. Je veux croire que cette coïncidence eut une réelle influence sur la sortie rapide de cette circulaire. Certes, le dossier était très bon, certes la pression émanant des parents et transitant par les écoles et leurs enseignants devait aboutir à cette publication. Mais je reste intimement persuadé que le coup de pouce de Jean Hébrard fut déterminant, surtout quand on connaît l'inertie monumentale des institutions sur des sujets concernant si peu d'effectifs.

Autre anecdote au sujet de Jean Hébrard qui a valeur de coïncidence pure mais sans incidence sur l'action évoquée plus haut. Il se trouve que, libéré de ses obligations ministérielles et devenu adhérent de l'AFLM, Jean Hébrard, naturellement, continua de suivre de près les dossiers de scolarisation de nos chers enfants et son engagement me permit de le côtoyer relativement souvent. Le hasard de nos conversations nous conduisit vers ce petit village d'Aillon Le Jeune en Savoie où il exerçait un mandat municipal. Ce petit village est celui-là même où fut conçue Véronique.

Je trouve très sympathique cette coïncidence et elle m'aide à conserver de Jean Hébrard et de ce petit village d'Aillon Le Jeune un parfum nostalgique de ce que fut ce séjour fabuleux et ô combien inaugural d'une aventure extraordinaire.

La portée internationale

Cette dimension bien nouvelle à mes yeux trouva une forme extrêmement concrète au contact des différents acteurs scientifiques et médicaux œuvrant sur la mucoviscidose.

La découverte du gène en 1989 par des chercheurs nord-américains montrait combien la communauté scientifique internationale avait de bonnes raisons de coaliser les forces. Depuis de nombreuses années, l'ECFS (European Cystic Fibrosis Society) organisait une rencontre annuelle des chercheurs européens et elle y invitait quelques chercheurs d'autres pays afin d'enrichir le partage international de la connaissance.

Il est de bonne tradition que les capitales européennes se portent candidates pour l'organisation de ces congrès. Elles rivalisent avec la conférence nord-américaine qui investit tour à tour les grandes villes des USA, conférence à laquelle assistent de nombreux chercheurs européens.

Au cours de l'année 1992, c'est Dublin qui postula pour l'organisation de cette onzième conférence européenne de l'ECFS et le cadre majestueux du Trinity College of Dublin reçut cette manifestation prestigieuse.

Une forte délégation bretonne participa à cette conférence et avec les soignants de Roscoff, ainsi que les chercheurs de Brest, je me glissai dans cette équipe, en ayant bien à l'esprit d'écouter les interventions des orateurs d'horizons très divers.

Rapidement, mes limites s'imposèrent dans deux domaines. L'un scientifique, me mit en difficulté car le niveau des exposés était affaire de spécialistes et l'autre, qui me rendit un peu sourd à ce qui s'énonçait dans la langue de Shakespeare. Mes cours d'anglais de quatrième étaient déjà bien lointains et les remises à niveau de l'anglais technique appliqué au navire ne me furent guère d'un grand secours.

Néanmoins, quand des hispanophones s'exprimaient en anglais, j'arrivais à comprendre de-ci de-là quelques expressions. En revanche, quand les orateurs américains, anglais, scandinaves et autres d'Europe centrale rendirent leur discours parfaitement étanche, j'en déduisis que j'avais mieux à faire en découvrant les posters dans les galeries voisines du grand amphithéâtre où se déroulaient ces exposés oraux.

J'éprouvais une grande curiosité à l'égard de ces exposés sous forme de posters riches en schémas, graphiques et en un vocabulaire scientifique, dépourvu de l'accent tonique du Pays de Galles ou de Suède...

Je ne compris pas tout, bien évidemment en raison de la très haute portée scientifique de ces documents mais je devinais bien que, trois ans après la découverte du gène, les laboratoires n'avaient pas chômé, la profusion des posters en témoignait. Chaque pays apportait sa pierre à l'édifice et pas seulement les Européens, mais les Américains du nord et du sud étaient bien là et aussi ces chercheurs d'Israël, de Turquie, ce fut une grande coopération qui était ainsi concrétisée.

Dublin reste à mes yeux une ville extrêmement sympathique, par son architecture, ses monuments, ses rues animées et la qualité des habitants dotés d'une courtoisie et d'un savoir-vivre exemplaires. Les pubs ne dérogeaient pas à cette qualité et si les consommateurs de Guinness® s'en donnaient à cœur joie, il fallait y voir le bonheur de trouver une forme de convivialité naturelle chez ce peuple pacifique. Je devrais peut-être dire pacifié si l'on tient compte des conflits interreligieux qui agitèrent catholiques et protestants...

Notre délégation bretonne n'échappa pas à la règle et ce fut tous ensemble que nous arpentions les rues de Dublin pour trouver « the pub » qui saurait nous accueillir en si grand nombre. Mais nous avions un atout dans notre jeu et pas n'importe lequel. En effet, Michel Jehanne avait apporté son violon et il ne s'était pas fait prier pour en extraire les notes dansantes qui avaient évidemment fait mouche.

Il va sans dire que la Guinness® coulant à flots, l'ambiance se réchauffait petit à petit pour aboutir à une belle et grande fête en parfaite symbiose avec les consommateurs du cru...

Il est vrai que le sérieux du travail diurne devait trouver une certaine forme d'équilibre en lâchant les soupapes de l'attention studieuse qui était de mise toute la journée.

Avec le recul, je ne saurais dire si ce congrès de Dublin fut un grand congrès scientifique. Mais pour ce qui me concernait, j'y vécus un moment très intense de partage avec des chercheurs et des soignants dépourvus de leur blouse blanche. Ils étaient devenus en quelque sorte des interlocuteurs bien plus accessibles, sortis de leur contexte habituel.

Le prestige du Trinity College of Dublin est internationalement reconnu pour sa très grande bibliothèque au caractère majestueux et amoureusement entretenue pour garantir les conditions les meilleures d'entreposage et de conservation de ces millions d'ouvrages, qui en font l'une des plus belles bibliothèques du monde. Il est vrai que la magnificence des lieux et l'immense potentiel culturel contenu dans ce noble espace datant de la fin du seizième siècle rendent humble. Ce n'est pas sans émotion que l'on pénètre dans ce sanctuaire dépositaire de la connaissance engrangée par des générations d'Irlandais en quête de savoir.

Plus spartiates, et sans doute il fallait y voir le reflet de la modestie des conditions de vie des Irlandais, les chambres de cette grande université présentaient un confort relativement sommaire auquel devaient s'être conformées les multiples promotions d'étudiants. Ces derniers avaient sans doute délaissé la rudesse de la vie rurale irlandaise et ils pouvaient trouver là un accès à un hébergement en chambre pour deux personnes qui contrastait très certainement avec la promiscuité de toute une famille nombreuse dans un espace restreint dépourvu de toute commodité.

J'eus donc le privilège d'occuper une chambre en partage avec mon ami Claude Férec pour la durée d'un séjour qui me reste bien ancré. Et que dire du matinal et fameux « bacon and eggs » traditionnel chez nos amis d'outre-Manche ! On entre quasiment en religion avec une telle pratique incontournable et absolument délicieuse et la file qui s'allongeait avant de pouvoir recevoir ce plat laissait les arômes de la préparation venir exciter les papilles de la future gourmandise.

Je n'avais jamais pratiqué un petit déjeuner sous cette forme mais la tradition de nos amis irlandais eut vraiment le bonheur de me plaire !

FIBROSE KYSTIQUE - MUCOVISCIDOSE : UN MÊME COMBAT

Un grand « rétropédalage » s'impose ici qui inaugura pour nous une dimension inattendue du caractère international de cette sacrée mucoviscidose. C'est en effet au tout début de l'été 1989 que nous avons accueillis à Brest trois jeunes adultes québécois, Elise, Réal et Christian venus tout droit de la Belle Province et tous trois atteints de mucoviscidose dénommée chez eux Fibrose kystique, traduction de l'anglais Cystic Fibrosis. Ces trois jeunes âgés d'une bonne vingtaine d'années se portaient à merveille. Les uns et les autres en Bretagne, nous nous posions la question de savoir par quelle sorte de miracle leur belle santé semblait narguer la fragilité de nos adolescents ou tout jeunes adultes pour la plupart en fâcheuse posture.

Notre questionnement bien légitime ne trouva pas immédiatement de réponse et ces trois jeunes gens offraient chaque jour cette image de jeunes en bonne santé. Leur présence en France était le fruit d'échanges organisés entre le Québec et la France en matière de suivi de ces patients, particulièrement différent d'un versant à l'autre de l'Atlantique.

C'était quasiment une mission qui avait conduit l'association québécoise de la Fibrose kystique à pratiquer cet échange afin de tenter de comprendre les raisons de ces différences de parcours dans une maladie qui obéissait aux mêmes gènes, dans des populations de mêmes origines même lointaines. Ces patients n'avaient-ils pas du sang bien européen dans les veines depuis des générations ? En quoi pouvaient-ils différer en la matière ?

Quelques mutations semblables du gène permettaient d'établir des parallèles mais alors quelles étaient les raisons de leur bien visible robustesse ? Quelles pouvaient être les pratiques alimentaires ou comportementales qui pouvaient justifier de tels écarts bien considérables à cette époque où l'espérance de vie de nos patients atteignait péniblement les 25 ans ?

Au cours des journées passées à leur contact, force fut de reconnaître que nos jeunes canadiens avaient un fort bel appétit. La question souvent posée de leur palette alimentaire se perdait dans un grand éclat de rire tant il est vrai qu'ils se nourrissaient de tout. Les compléments pancréatiques qui leur étaient administrés leur permettaient de tout absorber et par conséquent de tout transformer en bons muscles.

Nos jeunes, quant à eux, sortaient de la très longue période où le gras était quasiment interdit et leur ouverture à une alimentation variée s'en trouvait encore très perturbée. Point de charcuterie, fromages, frites, chocolat, biscuits, pâtisseries, sauces, toutes choses que nos visiteurs engloutissaient avec gourmandise.

Ces jeunes gens affichaient un bel enthousiasme et semblaient croquer la vie à pleines dents alors que nous voyions nos patients grands adolescents s'étioler et entrer dans une démarche où la morosité prenait le pas sur le désir de vivre pleinement une vie de jeune adulte en devenir, tant s'accumulaient les contraintes.

Il est vrai que cette période nous valut de connaître bien des deuils et la hantise des parents de voir la situation des jeunes se dégrader les rendait extrêmement précautionneux et surprotecteurs. Cette attitude avait pour effet de rendre les enfants et les adolescents beaucoup moins insouciants que les autres. Peut-être sentaient-ils l'angoisse des parents et des proches rôder autour d'eux comme une sorte de maléfice insupportable !

Le séjour breton de ces jeunes Québécois leur permit de rencontrer de nombreuses familles et autant de jeunes patients. L'admiration des familles bretonnes pour ces robustes patients était réelle et elles se demandaient bien quelle était la raison de cette différence de statut. Hormis l'alimentation particulièrement riche et variée, se posait aussi la question d'une vie sociale plus tonique avec une pratique d'activités sportives et professionnelles de nature à enrichir un esprit et un organisme qui ne demandait qu'à se développer.

Deux conceptions étaient en concurrence, l'une protectionniste et très vigilante sur l'application stricte des consignes médicales dispensées par un ensemble de soignants qui vivaient la maladie avec leurs patients et qui les entretenaient dans un cocon. L'autre, au contraire, était ouverte sur toutes les facettes de la vie avec les parts de risque et d'aventure qui ouvraient les portes d'une existence plus enthousiasmante. Deux philosophies de vie qui, si elles ne s'opposent pas, n'en sont pas moins divergentes avec, de la part des familles bretonnes, une réelle part de méfiance à l'égard de ces jeunes qui ne semblaient pas être très observants tout en étant pleins de vie. Étrange paradoxe !

L'époque n'était pas encore aguerrie aux méfaits des infections croisées que les patients ne connurent que quelques années plus tard. Tant et si bien que la convivialité, la proximité, voire les contacts physiques étaient de mise comme en toute bonne société. On a pu affirmer rétrospectivement que ces patients québécois et bretons échangèrent maints et maints microbes tous plus méchants les uns que les autres. Mais cela n'était pas encore une véritable préoccupation prophylactique et cela ne le deviendrait que bien des années plus tard !

Après les Québécois en France, notre séjour au Québec

Au cours de l'année 1993, et forts de la relation très amicale établie entre ces trois patients québécois et nous, une grande aventure s'ouvrit pour nous cinq. En effet, nous bâtîmes le projet de nous rendre ensemble au Québec afin de faire connaissance de la Belle Province et d'y retrouver ces amis qui nous avaient rendu visite quelques années auparavant.

Monter une telle expédition relevait du tour de force pour nous et nous eûmes le bonheur de connaître des amis brestois dont l'un des enfants s'était exilé au Québec plus précisément à Montréal quelques années avant. Qui plus est, ce charmant jeune homme partageait la vie d'une Québécoise pur érable qui exerçait un métier d'organisatrice de séjour dans une agence de voyages de Montréal.

C'est finalement en exprimant quelques idées sur ce que nous voulions voir et faire que nous lui passâmes commande d'un séjour clefs en main comportant tout à la fois les transports et les hébergements au Québec, à charge pour nous d'assumer le voyage Brest-Montréal avec un retour Québec-Brest.

Tout fut « ficelé », depuis les chambres d'hôtel, les réservations de motels, de chalets, de voiture et en prime des quantités impressionnantes de suggestions documentées pour satisfaire notre curiosité vis-à-vis de cette Belle Province qui mérite largement ce qualificatif.

Depuis la fin août jusqu'aux premiers jours de septembre, pour profiter de l'été indien, nous arpentâmes maints endroits recommandés mais aussi bien d'autres découverts au hasard de nos flâneries. Dépaysement garanti à l'arrivée à Montréal, ville semi-américaine mais ô combien spectaculaire !

À notre arrivée, nous pûmes mesurer combien cette grande ville mi-américaine, mi-française pouvait être attachante par son apparence, son modernisme et par ses infrastructures. Nous avions quitté le métro parisien la veille, endroit dont on ne peut dire qu'il sent la propreté et nous débarquâmes dans le métro de Montréal auquel on pouvait largement attribuer un très grand satisfecit en ce domaine. Il est vrai qu'il est bien plus récent que l'ouvrage conçu par Fulgence Bienvenüe et le volume de passagers n'y est pas comparable. Qui plus est, très vraisemblablement, les Québécois sont plus disciplinés et n'ont pas le même comportement, sachant combien il est agréable de circuler dans des endroits bien entretenus.

À peine arrivés, nous eûmes le contact immédiat avec nos organisateurs de séjour et ainsi nous pûmes entrer en possession d'une berline pimpante et spacieuse qui nous rendait autonomes dans nos déplacements en ville comme aux alentours. Cette Chrysler Dynasty toute blanche faisait de nous de gentils bourgeois tout fiers de disposer d'un véhicule luxueux à nos yeux.

Accueillis sur le sol de Montréal par notre ami breton, nous rencontrâmes rapidement nos chers patients qui nous avaient rendu visite quelques années auparavant. Quel bonheur de retrouver ces bonnes personnes pour lesquelles nous faisions aussi le déplacement avec à l'esprit encore des échanges en toute amitié !

Les moments de rencontre devaient bien entendu tenir compte de leurs activités professionnelles et aussi de leur éloignement géographique qui nous obligeait à des déplacements un peu compliqués, par méconnaissance des lieux.

Nous pûmes nous voir et faire la connaissance de la compagne de Réal et d'une toute jeune patiente, Caroline, qui était un véritable rayon de soleil, tout sourire et pleine de vie.

La petite adolescente toute blonde et frisée semblait sortie d'un magazine magnifiant les ados.

Notre séjour s'amorçait sur d'excellentes dispositions et il est vrai que l'accueil que savent organiser les Québécois n'est pas une légende mais bien une réalité empreinte de courtoisie, de gentillesse. La vie dans ce pays devait, à nos yeux, être bien paisible…

Au fil des jours, ces premières impressions se confirmèrent et la rencontre avec les citoyens de cette Belle Province s'avéra d'une richesse insoupçonnée. Quelle que soit la circonstance qui nous mit en relation avec les personnes du pays, nous connûmes inévitablement un empressement à rendre service et à répondre aux questions en matière d'itinéraire ou à toute autre question banale.

Je ne vais pas me lancer dans le récit étape par étape de notre voyage, cela ne présenterait pas un grand intérêt et en tout état de cause, ces souvenirs nous restent très personnels avec notre prisme individuel.

Je vais préciser quand même que la découverte d'un pays aussi particulier par ses dimensions, par ses contrastes entre un modernisme à couper le souffle et une nature belle et généreuse nous passionna.

Comment ne pas citer la majesté du Saint-Laurent et de ses rives fédératrices de vie, tout à la fois résidentielles et industrielles et auquel est attaché un quasi-culte, tant il est organe important de la vie de toute la province.

Le Québec est riche de ses rivières qui, de lac en lac, rejoignent le Saint-Laurent tout en ayant accompli la besogne qu'on en attend que ce soit au plan de la production d'électricité, ou au plan du transport de bois que de robustes bûcherons débitent dans les immenses forêts aux essences multiples. Ces rivières ont aussi la mission d'irriguer le territoire et d'offrir ainsi à ce peuple si attaché à la terre, les moissons et cultures diverses à l'usage des habitants urbains et ruraux et de permettre aux grands éleveurs la garantie d'une belle production dans leurs élevages.

L'eau est partout ; l'arbre est omniprésent et son feuillage de début septembre est pure merveille : les roux chassent les tons orange, qui éliminent peu à peu les jaunes et les verts qui résistent encore. Complète, la palette de couleurs de cette nature est absolument prodigieuse. On l'aime et on a envie de la protéger tant elle est belle. De ce point de vue, il faut bien avouer que les Canadiens ou les Québécois doivent avoir dans leurs gènes un modèle écologiste qui leur fait comprendre très inconsciemment sans doute, mais très efficacement, que la nature qui l'entoure lui appartient et qu'en tant que telle, ils lui doivent respect et protection. Ce n'est sûrement pas sur ces longues routes qui sillonnent le Québec que vous trouverez un mégot, une canette de bière ou de soda ou encore un mouchoir de papier jonchant le sol. Trop précieuse cette nature, trop belle cette province, pour que quiconque s'aventure à la dégrader ! Et si vous avez le malheur de le faire, gare à la vigilance de la police qui sera intransigeante sur votre comportement indélicat...

Parler du Saint-Laurent sans évoquer les baleines serait presque blasphématoire. Il est vrai que c'est d'une intensité incroyable de contempler ces monstres de la création souffler bruyamment à quelques mètres du bateau qui vous emporte vers elles. Globicéphales, ces gentils animaux vous impressionnent par leurs dimensions, leur vitalité pesante et leurs longues apnées !

Animaux marins, animaux de la forêt, animaux de la rivière, toutes sortes d'espèces sont sous votre regard étonné de citadin, peu habitué à contempler le vivant dans son milieu naturel. L'écureuil gambade sur tous les arbres en rase campagne comme en ville, le putois file à grande vitesse vers un bosquet bien accueillant et les saumons se jouent de votre présence à côté de la passe spécialement aménagée pour eux sur la rivière…

La faune et la flore sont donc là au rendez-vous de la belle saison, offrant à nos yeux ébahis le prodigieux spectacle d'une nature préservée. L'été indien aux mille couleurs fait de ce beau pays une sorte de paradis où cohabitent humains et animaux en belle intelligence.

Les paysages naturels fabuleux aux cascades rugissantes et aux espaces infinis couverts de forêts sont d'une beauté incomparable et le charme des petites villes et villages longeant le Saint-Laurent sont autant de lieux de vie où tout semble fait pour le bonheur des habitants.

Les maisons sont proprettes, les chalets rutilants, les églises d'une sobre élégance toute canadienne, les cimetières parfaitement entretenus avec des stèles aux patronymes bien de chez nous, normand, bretons, du Perche qui traduisent bien comment les racines de ce pays neuf sont en pleine descendance de notre vieux continent. D'ailleurs, c'est très amusant de constater combien les Québécois sont attachés à notre langue en y cultivant un vocabulaire un peu suranné, certes, mais très explicite avec une étymologie qui rend compte dans le détail de cet attachement viscéral à la France. Évidemment, les Québécois sont bilingues et majoritairement très attachés à la conservation de la langue française.

Du point de vue de la gastronomie, le Québécois est sans doute un gourmet mais surtout un gourmand. Pour s'en persuader, il faut simplement considérer les dimensions des pièces de viande qui ornent les assiettes assorties d'autant de rôties et de poutine très appétissantes et bien plus riches que les haricots verts ! Tout autant prisée, la consommation de poissons et de crustacés est source de variétés culinaires très originales sous les ustensiles des cuisiniers venus du monde entier pour offrir une palette gastronomique qui peut satisfaire les plus exigeants.

La cuisine italienne comme la cuisine asiatique séduisent beaucoup les Québécois qui disposent véritablement d'un horizon à trois cent soixante degrés alliant tout à la fois la possibilité de « manger sur le pouce » dans des restaurants rapides ou au contraire de s'attarder à table dans des établissements cossus et chaleureux.

La bière est une richesse locale qui a le bon goût que des brasseurs très expérimentés surent « dénicher » dans les composantes savamment dosées. Elle est omniprésente et supplante volontiers les vins qui restent un luxe dans ce pays dépourvu de vignobles.

Nous eûmes bien évidemment, au hasard de nos hébergements, le plaisir de préparer des plats approvisionnés par le commerce local et nous avons pu apprécier la gentillesse des commerçants et leur intérêt pour les touristes que nous étions. Pas sûr du tout que la situation symétrique connaisse la même bienveillance de la part des commerçants français à l'égard de l'étranger !

Les sites visités portent des noms qui parlent d'excellente façon de ce beau pays. Chicoutimi, La Malbaie, Matane, Rimouski, Mistassini, les Trois-Rivières, l'île d'Orléans, Gaspé, Saint-Irénée, Saint-Félicien, le lac Saint-Jean, les Laurentides et tant d'autres lieux sont ancrés dans nos mémoires comme autant de repères et de rencontres avec une civilisation qui aime vraiment la nature et qui la respecte tout en usant des progrès technologiques de notre époque.

Au titre des singularités, la relève de la Garde à la Citadelle de Québec reste une tradition héritée de l'occupation anglaise avec le côté très millimétré de cet exercice dont sont amoureux les tenants de la monarchie britannique. C'est donc avec ces paradoxes que ce pays immense allie la plus grande modernité avec une forme de conservatisme, y compris du langage, le tout dans une belle cohésion qui fait la part plutôt belle à l'immigré qui vient chercher des conditions d'existence particulièrement accessibles. De mémoire, les sans-abris semblaient invisibles. Existaient-ils ? L'itinérance, comme on dit au Québec, n'est sans doute pas endémique et elle fait l'objet de bien des attentions de la part des organismes caritatifs avec l'aide des pouvoirs publics.

Une grande et bonne bouffée d'oxygène pour nous que ce séjour outre-Atlantique et les deux semaines que nous y passâmes restent gravées dans nos mémoires.

Le retour à Brest fut quelque peu épique depuis le vol Québec-Paris tout à fait paisible jusqu'à l'arrivée à Brest avec les aléas des liaisons intérieures françaises. À notre arrivée à Roissy, il fut impossible de trouver un vol Air Inter pour Brest, ils étaient tous complets… Nous décidâmes alors de rejoindre Montparnasse et, là aussi, nous nous heurtâmes aux TGV bondés ! Il nous fallut donc composer autrement notre voyage Paris-Brest avec une formule en deux temps composée de deux trajets, l'un Paris-Rennes et le second Rennes-Brest. Au total, nous avons passé bien plus de temps à parcourir Paris-Brest que Québec-Paris !

Il va sans dire que le décalage horaire aidant, il y avait de quoi éprouver une certaine fatigue qui ne céda qu'au bout de quelques jours sauf pour nos trois enfants qui avaient pu trouver un sommeil réparateur dans l'avion comme dans le train.

Et heureusement, car dès le lendemain, c'était la rentrée scolaire pour Véronique et c'est très vaillamment qu'elle rejoignit ses copains de collège avec de beaux souvenirs dans la tête.

Benoît et Isabelle, tous deux en faculté, ne commençaient leur parcours étudiant que quelques jours plus tard, ce qui leur permit de récupérer pleinement de ce décalage horaire, finalement assez perturbant.

Ah ! Les belles pages que nous avons écrites et conservées en nos mémoires !

LES ANNÉES DE POPULARISATION DE LA MUCOVISCIDOSE

Après cette immense campagne de communication menée entre la fin de 1990 et le début de 1991, il apparut nécessaire et surtout extrêmement pertinent de capitaliser sur cette belle lumière portée sur la mucoviscidose. Les idées fusèrent de toutes parts, on l'a vu dans le chapitre consacré à l'opération mucoviscidose. Les citer toutes serait bien trop périlleux mais il est de ces initiatives qui marquèrent très fortement l'époque avec entre autres, les dîners de gala organisés au Gulf Stream à Roscoff.

Ces dîners avaient pour cuisiniers tous les chefs étoilés de la région et chacun y allait de son talent, avec une préparation de son cru, offrant le meilleur aux palais des convives qui se bousculaient pour passer ce moment inoubliable, en famille ou entre amis.

Les restaurateurs avaient à leur disposition les produits offerts gracieusement par les producteurs locaux, à charge pour eux d'en faire le meilleur usage. Par deux fois la promesse, d'un dîner extraordinaire se réalisa au début de l'année 1991 et en fin 1993. Pour que la fête soit complète, chacun de ces grands chefs apporta quelques bonnes bouteilles dont la vente aux enchères venait enrichir de manière fort coquette la recette de la soirée. Tout y était sur le mode bénévolat depuis la cuisine jusqu'au service et tout était bénéfice pour la mucoviscidose !

Les menus imprimés faisaient état d'une impressionnante liste de plats dont chacun était à lui seul une véritable ode à la gastronomie et l'invitation au rêve commençait déjà à la lecture de ce bristol...

Une restauration de cette qualité à un prix, somme toute très modique au regard du caractère exceptionnel, montrait à l'évidence que la mucoviscidose bénéficiait d'un soutien appuyé dans l'opinion. En sortant de table, il était admis de dire que ce repas aurait pu être bien plus cher tant il était luxueux et porteur de symbole !

Les convives festoyèrent de fort belle manière à ces occasions mais il était parfaitement établi que le restaurant avait fait le plein et que fort marris étaient ceux qui avaient tenté, en vain, de participer à ces soirées mémorables.

Après l'épisode Gulf Stream, et l'engouement pour les Wuppies, arriva la pin's mania. Là encore, Jean-Pierre, dans sa grande capacité à innover, chercha et trouva le support à épingler sur le revers de la veste et qui serait lui aussi représentatif de cette lutte contre la mucoviscidose. Il s'agissait d'un dauphin surgissant de l'onde et qui portait le message « À fond pour la vie », identique à celui des Wuppies, dessiné par Joël Tasset. La belle continuité du slogan permit effectivement l'identification de ce pin's comme étant la poursuite du combat engagé quelques mois plus tôt.

Mais la folie des pin's allait prendre une tout autre dimension avec la course des collectionneurs qui cherchaient tous les supports édités par les marques commerciales, les associations, les différentes structures, en quête d'image de marque. Alors notre pin's, initialement dans une teinte donnée se vit décliné en de multiples coloris provoquant un véritable rush vers ce bel objet. Et même une version dorée dite pin's bijou à un coût dix fois supérieur au pin's banal trouvait une large place sur le marché.

Ici encore Mijo s'employa des heures durant, chaque semaine à adresser les envois vers des amateurs qui passaient commande par téléphone pour un ou plusieurs exemplaires : une véritable folie générée par cette pin's mania !

Puis vint le temps du jeton de caddie à l'effigie du dauphin, bref toute une panoplie de supports connut ce cétacé comme emblème. Chaque produit, comme les tee-shirts, bénéficiait d'une belle ferveur dans l'opinion publique et contribuait encore à financer les travaux et projets de l'équipe de Claude Férec.

Ainsi fut financée l'activité du laboratoire de Claude Férec qui connaissait alors une belle réputation dans toute la Bretagne et bien au-delà.

Ces années qui se suivaient, riches de partenariats divers et variés entre les différentes associations, les clubs sportifs, les partenaires institutionnels, les entreprises et aussi nombre de particuliers, virent peu à peu l'équipe de Claude Férec croître en effectif pour devenir une véritable entité économique.

C'était l'époque où de conférences en tables rondes, de présentations scolaires en exposés scientifiques, la mucoviscidose traçait son chemin dans la connaissance. Le public appréciait grandement car il y avait bel et bien une démystification de la maladie et une approche qui rendait accessible le discours médical. C'en était fini du temps de la malédiction ou des maléfices, la maladie trouvait une explication rationnelle, compréhensible. Il fallait évidemment se liguer pour en venir à bout…

Ce qui était vrai du point de vue du chercheur l'était tout autant du côté des soignants et l'organisation des soins dans un cadre bien structuré prenait alors une forme de protocole qui jusque-là peinait à se constituer.

Mais pour Véronique, 1994 allait encore être une année de déchirement au propre comme au figuré. En effet, la lobectomie réalisée six années plus tôt allait montrer ses limites. En dépit des soins extrêmement bien organisés à l'hôpital, il fallut se rendre à l'évidence : le poumon déjà opéré redevenait un organe à grand risque de généralisation des infections pulmonaires.

Grande effervescence à nouveau, autour de cette grave décision à étudier et, le cas échéant, à prendre ! De la pédiatrie hospitalière en passant par la pédiatrie de ville, la pneumologue libérale, le docteur Lucas-Cochet, et le Centre Hélio Marin de Roscoff, sans oublier bien évidemment la chirurgie pédiatrique, tout cet aréopage finit par conclure à la nécessité de réitérer le geste opératoire commis près de six ans auparavant. Après le lobe supérieur droit, il fallut, sur l'initiative du docteur Théau, procéder à l'exérèse du lobe moyen droit.

Mais cette fois, compte tenu des contraintes administratives rencontrées lors de l'intervention précédente, il fut convenu que cette opération serait bresto-brestoise. À seize ans, Véronique était une jeune fille et les compétences d'un chirurgien thoracique furent mises en œuvre avec beaucoup de précautions. Il s'agissait de refaire un geste qui pouvait être extrêmement délicat et il faut bien avouer que ce ne fut pas une simple formalité, en raison notamment d'un séjour en réanimation adulte pour une jeune adolescente, ce qui allait s'avérer quelque peu périlleux. Elle dut être transfusée. Mais le chirurgien passa fort heureusement par la cicatrice précédente afin de ne pas en ajouter une autre.

Il fallait toute l'énergie du corps médical pédiatrique pour que le retour en chirurgie pédiatrique se fasse au plus vite afin de retrouver une atmosphère plus adaptée à la situation.

Épisode bien complexe une nouvelle fois, mais qui, au fil des années, se transforma en une réelle bonne décision tant fut bien sentie l'évolution de la situation pulmonaire de Véronique. Bien longtemps après, on se complait à dire que l'on avait bien fait d'accomplir ce geste qui paraissait bien « lunaire » à l'époque. Il est parfois utile d'avoir raison trop tôt !

À la sortie du bloc opératoire, les éléments pulmonaires, objet de l'exérèse programmée, furent immédiatement emportés vers le laboratoire de Claude Férec pour en analyser la nature.

Sans vouloir exagérer, je dois dire que la vision de Marie-Pierre tenant dans ses mains le petit bassinet contenant des petites pièces pulmonaires de Véronique avait de l'allure. Je la vois encore marchant rapidement pour traverser la cour de l'hôpital entre le bâtiment 5 et le centre de transfusion sanguine serrant dans ses mains ces produits d'exérèse comme un véritable trésor.

L'émotion était sans doute très forte pour elle de porter un peu du corps de cette adolescente qu'elle connaissait bien…

1995 : De grandes résolutions

L'assemblée générale de l'Association Française de Lutte contre la Mucoviscidose se déroula à Clermont-Ferrand sur les terres de son président Michel Favier, et, Jacques, notre représentant breton, en ce conseil d'administration, ne renouvelait pas son mandat. Cette instance décisionnelle sans un représentant de la Bretagne ne paraissait pas du tout convenir. Avec mon engagement déjà très marqué au sein de la qualité de vie et plus spécifiquement en charge des questions de scolarisation, je présentais ma candidature pour ce poste.

Pour une telle élection, cette désignation est aussi le résultat d'un vote de l'assemblée générale et le nombre de candidats est connu tout comme l'est le nombre de postes à pourvoir. À l'issue du scrutin, je fus donc crédité d'un nombre de voix strictement égal à celui d'un honorable professeur de médecine, lui aussi candidat.

Il fallut donc nous départager et en élire un des deux ex aequo. Mais notre secrétaire général dans sa grande sagesse conclut que le professeur devait entrer au conseil d'administration, car sa déclaration de candidature était parvenue au siège avant la mienne !

J'en restai coi et blessé ! Comment une égalité de voix pouvait-elle être résolue de cette manière ? Ne fallait-il pas voter à nouveau pour assurer un semblant de démocratie ?

Mais en y regardant de plus près et après une petite enquête, je me rendis compte que mon ami professeur n'était pas adhérent de l'association : un comble !

Ayant fait valoir cette clause, je provoquai donc l'annulation du vote de mon concurrent et je fis mon entrée au conseil d'administration de l'association dans ces conditions quelque peu singulières.

Sur le terrain de la délégation, Jacques ayant souhaité poser sa valise, j'endossai également un peu plus tard le rôle de délégué territorial après que fut intervenue la scission de la délégation régionale en trois entités, la délégation 35, la 56 et la délégation 22&29 et c'était cette dernière qui fit l'objet de ma responsabilité. Cela s'imposait à moi tant au plan local que national avec, en outre, les missions que je souhaitais conserver au conseil qualité de vie, mon domaine de prédilection par nature ! J'avais donc un programme d'actions bien chargé dans cette association si chère à mon cœur.

Et comme si cela ne suffisait pas, cette période fut aussi celle où je devins administrateur de la caisse d'allocations familiales en qualité de titulaire et non plus comme suppléant. S'ensuivirent maintes désignations de représentation dans les structures financées par la CAF depuis tel ou tel centre social, telle association, telle instance gestionnaire du logement social. Et avec surtout les représentations dans les divers organismes départementaux, régionaux et nationaux, toutes ces charges venaient se cumuler avec celles déjà bien lourdes du milieu professionnel et associatif.

Chacune de ces représentations avait un attrait bien particulier. La diversité des participations était patente et exigeait plus ou moins d'investissement de ma part, en sachant toutefois que ma responsabilité était aussi engagée en tant qu'administrateur de la CAF du nord Finistère, portant la voix de cet organisme.

Le Centre social de Pontanézen, objet de bien des turbulences, était particulièrement attachant avec ses personnages très différents composant le conseil d'administration de la structure. Il y régnait une forme de tolérance mutuelle qui ne manquait pas d'interroger. En effet, comment se pouvait-il qu'un quartier, où s'exacerbent parfois des violences inouïes, en finisse par trouver un havre de paix dans ce centre social ? Sans doute, y avait-il des tractations à l'extérieur, peut-être existait-il des règlements de compte plus ou moins violents. Mais l'image donnée au niveau du conseil d'administration reflétait cette paix relative qui devait s'avérer nécessaire au bon fonctionnement du centre.

Dans cette démarche de représentation au sein des organismes extérieurs, je retiens très volontiers l'association Don Bosco dont le siège à Landerneau me devint assez familier. Il faut dire que la mission de cette association au bénéfice des plus démunis de notre société a un rôle absolument fondamental. Elle agit pour une population particulièrement en souffrance tant du point de vue des personnes directement concernées que de leurs familles impactées par une situation de handicap de l'un des enfants ou jeunes adultes.

La souffrance est une dimension de la vie qui est difficile à partager et encore plus à soulager et il faut alors s'efforcer d'accompagner des êtres humains que la génétique, la naissance, les accidents de la vie ou toutes sortes d'aléas frappent très durement.

L'éloignement de la famille n'est pas chose simple à décider et comprendre, mais l'abandon de son enfant ou de son proche dans une telle institution est bien souvent malheureusement une réalité.

Combien sont-ils ces pauvres êtres que le sort a définitivement marqués d'un destin tragique et à qui plus personne ne porte d'affection familiale ? Les personnels de ces établissements déploient des trésors de générosité affectueuse substitutive mais si leur bienveillance pour autrui est sans bornes, comment est-il possible d'envisager qu'il remplace l'amour de parents aimants ?

Pour autant, il est vain de jeter l'opprobre sur ces parents quelque peu défaillants tant est lourd le fardeau et tant il est impensable d'imaginer ce que l'on aurait fait à leur place ! La misère du handicap physique, cognitif, ou social est une dure réalité et c'est vraiment toute la société qui doit s'employer à être porteuse des soins et de l'affection que tout individu doit recevoir sur terre.

Les instances dans lesquelles sont représentées les institutions sociales comme la CAF, la CPAM, ou l'URSSAF sont nombreuses. Et en ce qui concerne la caisse d'allocations familiales, la représentation auprès des organismes de logement social découle des liens extrêmement étroits entre les loyers, les allocations de logement et l'attribution de logements sociaux. Les critères qui les régissent sont intimement liés et bien évidemment, cela donne lieu à des échanges très formalisés. Les commissions se chargent de rendre possible l'accès à un logement et aussi à en assurer les divers litiges liés aux paiements non acquittés du fait de situations sociales rendues complexes par la perte de l'emploi, par le décès, le divorce ou encore l'impécuniosité de certains occupants parfois indélicats.

Structures de liaison, les commissions de coordination de l'action sociale au sein du département se heurtaient parfois à l'incompréhension de nos partenaires. Ils ne pouvaient comprendre comment deux organismes sociaux (CAF Nord et CAF Sud) portant le même intitulé, ayant une même mission sociale, adoptaient parfois des attitudes radicalement opposées, à tel point que le citoyen finistérien n'était pas considéré de la même manière selon son lieu d'habitation. Ce fut un vrai casse-tête pour les partenaires à dimension départementale et il faudrait bien des rencontres et des consensus pour que s'amenuisent peu à peu les différends. Cela ne trouverait d'épilogue que bien plus tard quand le législateur déciderait de fusionner les deux entités en une seule structure départementale devenue CAF du Finistère portant le message unique quel que soit le lieu de résidence. Cela dit, si les dimensions juridiques furent nivelées, il n'en resta pas moins que l'évolution des mentalités avait encore bien du chemin à parcourir pour trouver l'attitude commune souhaitable !

À l'échelon de la région, des outils communs avaient la mission de produire des services à partir des textes réglementaires édictés au plan national. Il apparaissait absolument indispensable que chaque département soit traité de la même façon que son voisin, au risque d'introduire des inégalités coupables dans la résolution des questions auxquelles les caisses d'allocations familiales devaient répondre. Si du point de vue réglementaire, la cohésion était facilement accessible, il n'en était pas toujours de même dans certains domaines, tels que l'attribution de subvention aux organismes à vocation régionale que les CAF avaient mission de soutenir. En effet, selon la teneur politique de tel ou tel conseil d'administration d'une caisse donnée, des divergences profondes se faisaient jour. Il pouvait se passer de longs délais pour que ces dissensions se fassent plus discrètes au grand bénéfice de toute l'institution régionale.

Tel village vacances n'avait-il pas la réputation d'être privilégié par rapport aux autres, sans vraiment de raison objective ? Mais quelle institution humaine pourrait-elle se prémunir de ce genre de préférence irrationnelle ?

Au plan national, des travaux communs à toute l'institution donnaient lieu à des séances de travail consacrées à la communication. Le périodique commun à toutes les CAF faisait l'objet de bien des attentions, que ce soit en matière de contenus ou de coûts d'édition. Les instances nationales portaient un soin tout particulier à garantir la production de cet ouvrage qui portait, en outre, la marque de l'organisme départemental, via un encart dédié à l'actualité de chaque territoire.

Souligner l'action au sein des caisses d'allocations familiales, c'est aussi porter l'accent sur la relation nécessaire avec les communes dans les domaines de l'action sociale de l'enfance, des crèches, des haltes-garderies, des relais d'assistantes maternelles, et de toutes les structures destinées à l'enfance. Ne dit-on pas que c'est l'enfant qui fonde la famille !

Et dans ce domaine, combien de rencontres avec des élus de toutes tendances tous aussi désireux les uns que les autres d'offrir à leur population, des services à l'enfance qui soient abordables sans accroître la charge fiscale !

Des compromis s'avéraient nécessaires après d'innombrables séances de chiffres et de débats autour d'une table. Ils aboutissaient finalement à une solution qui montrait encore une fois les limites de cet exercice bien complexe qui consiste à vouloir contenter tout le monde, ce qui ne se produit jamais bien évidemment !

En interne à l'organisme, les relations entre l'administratif et le politique connaissaient des points parfois un peu complexes à résoudre. Mais il faut bien avouer que l'effort conjugué de l'un et l'autre pour ne pas connaître d'affrontements porta toujours ses fruits et les divergences, si elles subsistaient, restaient feutrées, laissant une image d'unanimité quand il fallait exprimer la voix de l'organisme à l'extérieur.

Passionnante fut cette longue période bien évidemment partagée avec ma chère épouse et mes enfants. Au bout du compte, même s'ils devaient en vouloir à toutes ces instances de voler ma présence à leurs côtés, ils devaient sans nul doute percevoir que cet engagement multicartes était le fruit d'un long héritage du passé : l'altruisme dans sa dimension sociale orientée vers le service à l'autre.

Passionnante, certes, mais non dénuée de petits aléas, telle cette séquestration organisée par un groupe d'activistes sans doute mu par un penchant quelque peu anarchiste. Il en voulait à la CFDT en général et aux représentants CFDT de la CAF de Brest pour avoir pris une disposition qui contrecarrait leur projet. Il fallut que depuis la permanence de l'Union Locale, un appel fut lancé à quelques militants du genre « gros bras », à leur domicile pour qu'ils viennent jusqu'aux locaux assiégés afin de déloger par la force ces importuns qui nous menaçaient de manière très véhémente ; comme quoi, l'expression des idées peut avoir parfois besoin de l'expression de la force. Elle a représenté, à mes yeux, la pire des conceptions du débat démocratique. De l'une des assaillantes, devenue ensuite élue écologiste, cette violence ne fut pas que verbale mais elle fut plutôt agressive avec des gestes hostiles.

Dire que tel ou tel engagement restait prioritaire relevait sans doute de choix inconscients et en revenant en arrière, je ne retiens pas qu'une seule occasion de renoncement se soit présentée. Je n'aurai pas l'audace de penser que j'ai honoré strictement tous mes rendez-vous, mais je dois avouer que je mettais un point d'honneur à être présent pour accomplir la mission.

Ma chère Mijo était ma grande complice investie dans la gestion de l'agenda de mes divers engagements et de la vie de l'ensemble de la famille. Elle avait à cœur de faciliter cette organisation et nous échangions beaucoup. Sa patience et sa pertinence dans l'analyse des situations ou des caractères des personnages rencontrés m'étaient très précieuses.

Cela m'a valu, et j'en reste parfaitement certain, de clouer au pilori un développement professionnel qui aurait pu s'avérer plus performant. Mais ces choix furent assumés en toute liberté et si j'avais dû renoncer à mes engagements au profit d'une carrière, je crois que j'aurais alors trahi une certaine forme d'idéal de vie.

LES ANNÉES 2000 : ANNÉES DÉCISIVES

Nous arrivons enfin à cette année 2000 si abondamment décrite par les médias comme une année bien spéciale, appuyant le propos sur les données historiques qui avaient pu résister au temps qui passe pour remémorer le passage à l'an 1000. Que pouvait-il y avoir de commun entre ces deux sauts de millénaires ? Beaucoup de supputations sûrement car bien peu d'éléments mémoriels tangibles restaient accessibles et chacun y allait de sa romance ; quelques érudits pouvaient tout au plus faire état de faits avérés, consignés dans la géologie ou dans une mémoire factuelle indubitable…

Le franchissement du millénaire fut le symbole d'un changement d'époque présumé. Mais finalement, le caractère spectaculaire de ce passage fut l'occasion de maintes festivités en tous genres.

Mais ce mois de janvier allait être celui d'un calvaire innommable pour Alexandre, le fils de Daniel et Edith, si plein de vie. Il connaissait, en effet, un épisode pulmonaire infectieux d'une extrême gravité et les traitements classiques produits à Roscoff montraient leurs limites. La décision de l'orienter vers le CHRU de Brest fut prise afin de tenter la mise en œuvre d'un traitement plus radical. Mais le mal gagnait du terrain et la nécessité de recourir à une admission en réanimation fut suivie d'un séjour à l'Hôpital d'Instruction des Armées à Brest. Chaque jour, les parents faisaient le trajet entre leur domicile depuis leur domicile jusqu'à Brest et chaque jour voyait inexorablement les forces de leur garçon diminuer comme peau de chagrin. C'est en toute fin de janvier qu'il rendit son dernier souffle dans une douleur infinie pour lui, sa famille et tous les proches venus l'entourer. Mourir à vingt ans de mucoviscidose en 2000 est vécu comme une épreuve incroyablement douloureuse pour toute la communauté que forment les familles concernées. Quelle réponse apporter à ce drame ?

Il faudrait attendre 2001 pour que naissent les Centres de Ressources et de Compétences pour la Mucoviscidose, les CRCM. Ceux-ci au nombre de 49 sur le territoire apportent une homogénéité de la prise en charge de la maladie quel que soit le lieu de résidence des patients. Cette création a le grand mérite d'identifier des structures dans lesquelles la maladie est connue sous tous ses aspects. En effet, les spécialités et les connaissances recourant au traitement de la mucoviscidose y sont toutes regroupées. Cela dit, il faut reconnaître qu'il existe de grandes disparités entre les différents CRCM, certains accueillant une cinquantaine de patients alors que d'autres en reçoivent plusieurs centaines. Une distinction est également établie entre les CRCM pédiatriques, les CRCM adultes et les CRCM mixtes, chacun ayant pour mission la prise en charge des patients selon des règles bien établies. La création de ces entités dans certains hôpitaux, CHU ou non ne fit que des heureux.

Les autres associations de malades voyaient cette émergence de spécialités comme une certaine forme de médecine privilégiée qui, par certains aspects, pouvait se montrer narquoise !

Il fallut des mois et des mois de rencontres, de réunions, d'argumentations et d'opiniâtreté pour qu'enfin se concrétise cette idée germée au sein de notre belle association. Elle mit en valeur la notion de prise en charge globale et uniforme sur l'ensemble du pays.

Quelle énergie au service de cette cause ! Quelle victoire !

Qui plus est, elle allait ouvrir la porte du dépistage néonatal généralisé à toutes les naissances de France. Il faut dire que c'est bien la création des CRCM qui a engendré et généralisé le dépistage néonatal en France alors qu'il existait déjà depuis près de quinze années en Bretagne. Même aujourd'hui, ils ne sont pas peu fiers les Bretons d'avoir été pugnaces pour cette décision ! L'expérience normande du docteur Georges Travert avec son existence antérieure à la pratique bretonne, avant 1988, trouva également une finalité parfaitement ajustée à ce programme enfin généralisé.

Longtemps, il fallut batailler pour obtenir ce dépistage qui n'avait pas grâce aux yeux d'une partie de la communauté médicale en raison de l'absence de remède miracle qui permettait de guérir quasi instantanément les bébés dépistés…

Longtemps, il fallut soutenir la démonstration qu'un nourrisson dépisté pouvait ou devait recevoir des soins immédiatement. Même si cet enfant était quasi asymptomatique, afin d'éviter que ne s'installent des lésions qui pourraient devenir irréversibles car prises en charge trop tard.

Que de débats face à des « pontes » pétris de science et campant sur des positions absolues !

Quoi qu'il en soit, vint ce temps où, bon an mal an, cent cinquante à deux cents enfants malades par an en France trouvèrent immédiatement à leur portée des soins adaptés. Cela soulageait grandement la détresse des parents qui ne pouvaient comprendre ce qui venait de leur arriver ! « Le ciel leur était tombé sur la tête ».

La sidération massive ne cédait pas. Il fallait toute la belle empathie des soignants des CRCM pour adoucir ce verdict ignoble. Le rôle de l'association consistait aussi à apporter à la famille toute la compassion que la situation exigeait, empreinte de l'expérience vécue de ses représentants. Mais il n'arrivait pas toujours que l'existence de l'association soit portée à la connaissance d'une nouvelle famille, certains soignants « pensant dur comme fer » qu'il fallait que la famille assimile le diagnostic avant d'engager une relation avec l'association. Bien évidemment, ce n'était que pures spéculations sur la capacité des parents à adopter une attitude ouverte sur une réalité qui allait s'imposer à eux avec violence.

Vouloir ouvrir ce débat, c'est toujours tenter d'ouvrir une porte qui peut rester entrouverte, voire fermée. Jamais les CRCM n'indiquent aux représentants de l'association l'existence d'une nouvelle prise en charge : c'est contraire aux principes déontologiques qui régissent la nécessaire confidentialité médicale tout à fait admise et comprise. Cela dit, de nombreux CRCM informent de l'existence d'un représentant de l'association proche du domicile de la famille et celle-ci fait ou non la démarche de le contacter.

Il faut retenir que la création des CRCM engendra différents protocoles de prise en charge de la maladie et notamment celui relatif à l'annonce du diagnostic. Ceci n'empêcha malheureusement pas que ces annonces restassent parfois catastrophiques, même protocolisées. Trente ans après l'annonce du diagnostic de notre fille, je revis l'interne devenu pédiatre à Morlaix et lui rappelai les termes qu'il avait utilisés. Il reconnut son manque de tact et de professionnalisme.

Ces deux années 2001 et 2002 furent véritablement essentielles pour tous les patients français atteints de mucoviscidose. Leur sort n'était plus hypothéqué par la méconnaissance relative qui pouvait prévaloir avant que ne se mettent en place ces dispositifs décisifs.

De plus, et c'est une considération de tout premier plan, la mise en place d'un dépistage néonatal de la mucoviscidose peut épargner des risques d'une survenue nouvelle d'un autre enfant malade. Bien évidemment, cela suppose que des conditions soient réunies dans plusieurs domaines. L'histoire retiendra que cette possibilité est à portée des familles confrontées à la naissance d'un enfant malade. Mais elle retiendra surtout qu'il s'agit d'une démarche hautement personnelle du couple qui doit alors, à la lueur de ses convictions, prendre une décision qui lui appartient en propre. Nul ne peut interférer dans la démarche de ce couple.

À la naissance d'un enfant dépisté malade de mucoviscidose, le risque d'avoir un autre enfant malade est d'un sur quatre, c'est la toute simple et implacable logique de la loi de Mendel. Alors, jouer à la loterie de la génétique et laisser le hasard conduire les opérations, c'est évidemment accepter l'idée qu'un deuxième enfant malade vienne au monde avec un lourd fardeau potentiel sans perspective de guérison à ce jour. J'ai peine à comprendre que certains s'accommodent de cette démarche, qui consiste à risquer de proposer un avenir hypothéqué à un enfant ? Du moins c'était ce qu'il fallait considérer en ce début des années 2000.

Jouer à cette loterie, c'est aussi accepter l'idée qu'au terme de la huitième semaine de grossesse, il soit possible de définir le statut de cet enfant en devenir. Il s'agit dès lors d'entrer dans une démarche qui peut conduire logiquement à une interruption de la grossesse lourde de sens selon les convictions de chacun… C'est aussi la possibilité de laisser cette grossesse s'achever et se préparer à accueillir cet enfant malade. Mais tout ceci doit être mûrement réfléchi avant la conception, le choix ou non de se projeter dans une grossesse qui serait potentiellement interrompue est une décision extrêmement grave. En tout état de cause, elle place l'amour du couple en grande interrogation soit vers un refus, soit vers une acceptation pleine et entière. Il faut alors que ce couple soit en profonde union et qu'il ne subisse pas les influences d'autrui.

D'autres champs sont rendus accessibles : le Diagnostic Pré-Implantatoire et la Procréation Médicalement Assistée. Ils permettent aux parents d'un enfant malade de solliciter le corps médical afin de sélectionner leurs gamètes et de les unir en prenant soin de ne pas retenir, lors de la fécondation, le gène de la maladie. Alors la projection vers une naissance exempte de mucoviscidose devient une réalité.

Mais dans une telle démarche, la solidité du couple est aussi mise à l'épreuve et il faut un amour très solide pour consentir à emprunter ce chemin si complexe en termes de manipulations techniques et scientifiques. Elles sont souvent assorties de précautions induites par les médecins, qui conseillent la procréation de deux enfants afin de réduire le risque d'un incident, au cours de cette grossesse artificiellement obtenue, qui vienne mettre en péril toute cette démarche bien éloignée de la conception naturelle d'un enfant.

Chargée d'émotion, la naissance d'un enfant est toujours un événement majeur pour ses parents et quand tout va bien, le bonheur est au rendez-vous, la vie se charge d'apporter son lot de satisfactions partagées. Il en va différemment lorsque l'enfant révèle sa maladie dès ses premiers jours de vie, par exemple en présence d'un iléus méconial (occlusion de l'intestin grêle du nouveau-né) qu'il faut opérer le jour de la naissance. Le bonheur annoncé vire à la catastrophe, entraînant parfois la dissolution du couple qui n'aura pas réussi à puiser, dans sa réserve d'amour, la force nécessaire pour faire face à cette épreuve qu'il est essentiel d'affronter à deux.

En pareille situation, toute la psychologie des soignants de CRCM est alors mobilisable et il est urgent d'entourer ces familles si durement frappées. C'est bien le sens qui est donné à la constitution d'équipes regroupant les compétences les plus larges pour le soutien et le suivi des familles sous le choc.

Ce choc assumé, nombreuses furent les familles pour lesquelles la notion de « tare » a entaché ces naissances d'enfant malade. Elles cachèrent l'existence de la maladie à leurs proches, à leur entourage et si la connaissance du mécanisme génétique de survenue de la mucoviscidose a progressé, il reste encore bien des familles pour lesquelles ce sujet est tabou. Au délégué, qui en a connaissance de savoir observer un devoir absolu de réserve.

Chaque année, depuis le début des années 2000, cent vingt à cent cinquante enfants naissent atteints de mucoviscidose et chaque année voit l'espérance de vie s'accroître quasiment à raison d'une année par an !

L'espérance de vie que nous avions connue à sept ans au cours des années soixante est arrivée au-delà des cinquante ans. Si la science y est pour quelque chose, bien sûr, l'organisation de la filière de soins est tout aussi déterminante dans ce progrès considérable qui donne parfaitement raison aux promoteurs du dépistage néonatal.

Assurément, et on peut vérifier cette affirmation très souvent ; une filière de soins organisée en respectant des protocoles aboutit toujours à une meilleure prise en charge et surtout à de bien meilleurs résultats au bénéfice de patients qui, laissés en déshérence, verraient leur situation se dégrader inexorablement.

Pour mémoire, ci-dessous, quelques lignées rédigées il y a plus de dix ans :

En 2012, 570 patients atteints de mucoviscidose sont suivis dans l'unité INSERM de Claude Férec. Mise en œuvre du dépistage prénatal et des études génétiques familiales de la mucoviscidose.

En 20 ans, l'espérance de vie des patients atteints de mucoviscidose a augmenté de 20 ans. L'incidence de la mucoviscidose a baissé de 30 % en Bretagne en 20 ans.

En 1992, il faut quelques mois pour obtenir le diagnostic de mucoviscidose ; en 2012, 1 semaine suffit.

300 fœtus diagnostiqués depuis 1992 suite à des signes échographiques.

Le laboratoire travaille désormais au dépistage prénatal non invasif pour les familles à risque, par une simple prise de sang chez la future maman sans risque de perdre le fœtus par le geste invasif du prélèvement de trophoblaste ou amniocentèse.

2002 : Un drôle de millésime !

Préfigurant ce qui allait devenir un drôle de millésime, au cours de l'année 2001, deux événements singuliers vinrent me percuter avec force, l'un en août et l'autre en septembre.

Le premier émana de mon chef direct qui se présenta un beau jour d'août dans mon bureau et me tendit un document en me demandant de bien vouloir le renseigner. J'ignorais totalement l'objet et le contenu de cet imprimé. Il m'indiqua en quelques mots qu'il s'agissait d'un mémoire de proposition pour la Légion d'honneur !

J'en restai bouche bée et il m'expliqua en détail que le ministre de la Défense de l'époque, Alain Richard, souhaitait que soit attribuée la Légion d'honneur à des membres de son ministère, en raison de leurs compétences, mises au service de leurs professions et de leurs activités. En outre, il voulait honorer des salariés qui, par leur action au service de la société, avaient contribué à mieux servir la population, dans divers domaines. Mon chef de service, obéissant à son sous-directeur, portait donc ainsi le message que le ministre de la Défense voulait faire passer dans ses établissements. Il est vrai que l'attribution des distinctions aux personnels militaires devenait une formalité et nombreux étaient les officiers qui pouvaient arborer la Légion d'honneur ou l'ordre du mérite, voire les deux de manière quasi systématique.

C'est peut-être pour rompre avec une pratique qui éloignait quasiment toujours les personnels civils de ces distinctions que ce ministre avait décidé qu'il en serait autrement !

Et dans l'argumentaire développé par mon chef de service, la question de mon action au service de la mucoviscidose occupait la place centrale. En me commentant le mémoire de proposition que je n'aurais sans doute jamais dû renseigner, il me fit savoir que personne mieux que moi ne savait ce que j'avais fait dans ce domaine !

Normalement, un mémoire de proposition pour l'une ou l'autre des distinctions nationales n'est jamais communiqué à l'intéressé. Il aurait dû être totalement rempli par celui qui me l'avait donné. Je dois avouer que mon chef était sans doute à mille lieues de connaître les activités que je pouvais avoir hors de mon travail.

J'avoue aussi que je ne savais pas très bien comment renseigner ce dossier, et j'y mis une énergie assez considérable pour étoffer un argumentaire rendu à mon chef de service, le lendemain ou le surlendemain, car selon ses propos : « ça urgeait » !

Au moment où je m'escrimais à compléter ce mémoire, je me disais que cela ressemblait à un gag. Je n'en aurai jamais de nouvelles mais cela m'obligea à fouiller dans ma mémoire. Je collectais alors des éléments crédibles sur la nature de mes engagements et notamment pour la lutte contre la mucoviscidose puisque ce point avait retenu l'attention de mon sous-directeur qui me connaissait mieux et depuis bien plus longtemps que mon chef de service.

Ainsi enrichi, le mémoire de proposition parcourut les couloirs de l'arsenal de Brest et j'imaginais ceux du ministère de la Défense pour aller s'empiler sur un bureau avec quantité d'autres de même nature, puis « silence radio » !

Autre événement d'importance : mon élection à la présidence du conseil d'administration de la caisse d'allocations familiales du nord Finistère ! Rien dans mon engagement syndical ne pouvait laisser supposer que cette responsabilité m'incomberait un jour et je dus reconnaître que j'en fus le premier surpris !

J'avais répondu à une sollicitation quinze années plus tôt pour être le énième suppléant de la délégation CFDT du conseil d'administration de la CAF du nord Finistère. À cette époque jamais, ô grand jamais, l'idée ne m'avait effleuré de devenir ni administrateur titulaire et encore moins président du conseil d'administration. En cette année 2001, je devenais celui dont le profil et le parcours me rendaient quasi incontournable pour ce poste jamais imaginé pour moi, là où Mijo entama sa vie professionnelle.

Ajoutez à ces événements un autre absolument mondial qui m'a également fortement marqué : l'attentat des Twin Towers à New York !

S'il n'avait évidemment pas d'impact direct sur ma personne, il fut en revanche concomitant à la mise en œuvre d'un traitement pour l'hypertension artérielle suspectée lors d'une toute récente et dernière séance de don de plasma à laquelle je me consacrais régulièrement, et ce au 88e don. À la suite de quoi, j'eus l'honneur de promouvoir le don du sang et récompenser les donneurs en ma qualité de membre de l'association pour la promotion du don du sang.

Et pour l'anecdote, je reçus l'information de cet attentat par la radio vers 17h30 ce jour-là, en sortant de l'arsenal pour me rendre au cabinet de mon cardiologue. Ce dernier après avoir mesuré ma tension fort élevée m'interrogea et je lui racontai alors ce qui venait de se produire de l'autre côté de l'Atlantique. Il n'en savait rien et c'est moi qui lui fis part de ce terrible drame qui le bouleversa sans doute autant que moi.

L'an 2002, au premier janvier, la tradition veut que le Journal officiel de la République Française publie la longue liste des nouveaux récipiendaires dans l'ordre de la Légion d'honneur. Cela me demanda beaucoup de temps pour découvrir mon nom dans la liste des prétendants du ministère de la Défense. Je n'en crus pas mes yeux, je relis à deux ou trois reprises ces pages du Journal officiel et me rendis à l'évidence : le mémoire que j'avais rempli en août 2001 avait été couronné de succès. Quelle surprise ! Je ne pensais jamais que cette distinction me serait accordée et encore moins aussi rapidement après la production d'un mémoire auquel je m'étais attelé sans la véritable conviction qu'il aboutirait.

S'ensuivit toute une série de messages de félicitations émanant des autorités civiles et militaires et force est de reconnaître que ma modestie en « prit un sacré coup » !

Mais la publication officielle ne saurait suffire et il faut procéder à l'attribution de ladite distinction en observant les procédures largement décrites par la chancellerie de l'ordre de la Légion d'honneur. Tout un protocole est prescrit avec obligation de se voir remettre la médaille par un personnage qui en est lui-même attributaire. En revanche, l'heureux élu est libre du choix du lieu, privé ou public, avec ou sans invités, avec ou sans intervenant autre que le personnage officiant. À charge quand même, pour le nouveau décoré d'acheter sa médaille et de la tenir à disposition de la personne qui l'épinglera au revers de la veste.

Après une longue réflexion avec mes tout proches, nous arrivâmes à la nécessité que cette distinction fasse l'objet d'une véritable cérémonie dont il fallait organiser le déroulement et surtout en définir le cadre.

Comment allais-je orchestrer cette manifestation ? Quelles étaient les forces en jeu ? Je tournai et retournai mille et une fois les différentes solutions. Il me fallut faire un choix qui me paraissait le plus pertinent sous réserve que les partenaires que je solliciterais acceptassent la proposition.

Première audace qui me vint à l'esprit, je souhaitai que ce fût Michel Favier, ancien président de l'Association Française de Lutte contre la Mucoviscidose qui me remette la médaille et non le directeur de l'arsenal que je ne connaissais que fort peu.

Je savais seulement que les représentants syndicaux et lui n'avaient jamais festoyé ensemble. Je sollicitai donc de mon sous-directeur une intervention dans ce sens afin que le directeur se contente d'une allocution sans remise de médaille. Ce qui avait sans doute été acquis sans trop de difficulté, mais je n'en eus jamais écho.

Mon ami Michel Favier à qui je demandai cette faveur insigne me répondit immédiatement par l'affirmative. Depuis son Auvergne profonde, il viendrait avec plaisir à Brest pour une telle circonstance. J'étais ravi ! Il fallait maintenant donner consistance à cette manifestation et l'idée me vint (encore une belle audace !) de solliciter le maire de Brest afin que le salon Richelieu de l'hôtel de ville soit le théâtre de cette cérémonie qui pourrait accueillir les invités que j'aurais choisis…

Et ils étaient nombreux ces invités !

Toute ma famille, tous mes amis de l'association de lutte contre la mucoviscidose, tous mes camarades de travail, mes voisins, les invités que le maire voulait voir présents à cet hommage, les responsables de la DCAN. Enfin les nombreux partenaires que je côtoyais au quotidien à la caisse d'allocations familiales, dans les structures du collectif d'associations de personnes handicapées du Finistère, au total une belle assemblée réunie autour de moi pour une séquence d'émotion intense.

Je recevais la Légion d'honneur ! En réalité, je dédiais cette distinction à tous ceux avec qui j'avais œuvré au fil de ces années pour la lutte contre cette mucoviscidose qui avait fait irruption dans notre vie vingt-quatre ans plus tôt.

Le maire inaugura la manifestation en y ajoutant quelques pointes d'humour bien senties dues à la complicité de mes nombreux amis conseillers municipaux.

Le directeur de l'arsenal avait une expression très axée sur le contenu professionnel de mon parcours dans l'entreprise depuis quarante-six années ; il mit au jour une face inconnue, pour la plupart, de la réalité de mes activités professionnelles.

Enfin Michel Favier, très honoré d'avoir accepté la mission de m'épingler cette médaille, se montra prolixe et rappela combien la nécessité de combattre est un devoir que tout parent d'enfant malade doit avoir à l'esprit. Mais il souligna avec force que ce combat ne peut aboutir sans y associer toutes les énergies et paraphrasant un illustre maréchal, il nota combien il est important de ne pas subir, tout comme il est indispensable de ne pas se battre uniquement pour soi mais aussi pour les autres et enfin combien il est nécessaire de se rassembler.

Pour ma part, je devais dans une longue adresse, porter ma reconnaissance en direction de tous ceux avec qui je luttais et aussi exprimer ma gratitude à l'égard de tous ceux qui m'avaient fait confiance. Des mots plus davantage ouverts en direction de toutes ces personnes qui m'avaient fait découvrir la dimension humaine de nos combats personnels, s'agissant de personnes ou d'institutions en charge, dans notre société, de promouvoir le bien-être de tout être humain.

La mairie eut la grande générosité d'offrir le pot de l'amitié à l'issue de la cérémonie et ce fut tout naturellement que les échanges se poursuivirent dans une belle ambiance si chaleureuse en pareille circonstance.

Je ne peux laisser de côté une petite anecdote qui m'émut beaucoup et qui montre à l'évidence que dans l'imaginaire collectif, il est des aspects qui ont des appréciations qui portent.
Ainsi, assise, sur une chaise un peu en retrait, loin de ce brouhaha si envahissant dans une cérémonie de ce type, ma mère, Anne, comme si elle ne voulait pas se faire remarquer, était installée bien sagement. Elle observait sans doute tout ce petit monde qui s'empressait autour de moi, soit pour me congratuler, soit pour évoquer telle ou telle circonstance qui

avait marqué de belle manière un moment de notre vie, dans une action quelconque.

Et il est vrai que j'étais véritablement assailli quasiment de toutes parts. Quand je pus enfin me libérer un peu de cette pression, je me rapprochai d'elle et elle me dit sur un ton qui me laissa sans voix : « Tu es devenu quelqu'un ! ».

Cette phrase est restée accrochée à mon oreille et elle retentit encore comme si elle venait d'être prononcée dans la minute. Quel sens avait cette affirmation ? Pour elle, son fils, son garçon, était sous les projecteurs et cela avait sans doute une très grande signification pour elle. Dans son métier à l'hôtel du Continental et plus particulièrement des Voyageurs, elle avait eu coutume de rencontrer des personnages illustres pour lesquels effectivement les projecteurs n'étaient jamais très avares de brillance. Dans son esprit, je venais sans doute d'atteindre ce niveau où lorsque l'on qualifie une personne de « quelqu'un », cela signifiait une notabilité, une certaine consécration de notoriété qui faisait que ce quelqu'un était d'un autre monde.

Elle m'a longtemps obsédé cette phrase, et je l'ai définitivement agréée quand j'ai compris combien elle était fière de son fils. Elle ne pouvait sans doute pas imaginer, en 1942, qu'elle en viendrait à vivre une telle gratification dans sa famille. La modestie de ses origines, la dureté d'une vie de labeur, de souffrances trouvait enfin un exutoire à travers cette récompense. Je lui en dédie volontiers une très belle part, en reconnaissance de la qualité de l'éducation, du sens de l'altruisme et du respect des protocoles qu'elle m'a inculqués m'autorisant à fréquenter tous les milieux y compris les ministères.

ANECDOTES, HEURS ET MALHEURS

Un vaste chapitre que celui consacré aux anecdotes ! Il rassemblera maintes et maintes aventures ou actions en lien ou non avec les personnages évoqués plus haut. Elles seront surtout évocatrices de moments qui marquèrent ce parcours au sein des multiples lieux pour lesquels la mémoire est restée active. Mémoire si vive que je suis sollicité à maintes reprises par les uns et les autres, maris ou femmes, pour rappeler les dates d'anniversaire notamment.

Un jour de juin en 1986, nous reçûmes un appel d'une famille désirant avoir des informations sur la maladie qui venait d'être diagnostiquée sur leur bébé de quelques mois. À la naissance de cet enfant, rien ne laissait envisager une quelconque difficulté. Mais après un séjour professionnel des parents hors de nos frontières, il s'avéra que ce petit homme présentait des signes qui ne manquèrent pas d'inquiéter ses parents. Les voilà donc contraints de rentrer au pays et la nécessaire prospection s'engagea pour déterminer le mal qui assaillait ce bébé.

Après avoir sans doute exploré mille et une pistes, le test de la sueur pratiqué révéla, dans sa brutalité, la présence de mucoviscidose. Sur recommandation du Centre Hélio Marin de Roscoff, le couple fut orienté vers nous et nous convînmes donc d'un rendez-vous à notre domicile quelques jours plus tard. Marie Christine et Jean-Pierre se montrèrent très curieux sur la manière de gérer la maladie et la question qui taraudait Jean-Pierre nous arriva de plein fouet : « Comment meurt-on de mucoviscidose ? Est-ce en s'étouffant, ou est-ce par un problème intestinal ? ».

Jamais nous n'avions connu ce type d'interrogation et nous dûmes rester sans voix pendant quelques instants ! Comment se pouvait-il que des parents ayant le bonheur d'accueillir un enfant quelques mois auparavant eussent à l'esprit une question aussi funeste ? À vrai dire, je ne peux comprendre ce type de questionnement qui montre combien l'insoutenable peut l'emporter en pareille circonstance face à l'insondable douleur générée par l'annonce d'un diagnostic aussi difficile. Le désespoir est à l'œuvre !

Nous dissipâmes la brutalité de cette question inouïe et nous eûmes le plaisir, par la suite, de partager de beaux moments avec ce couple dans le cadre associatif. Ils nous apportaient leur énergie et leur désir de combattre mais restaient cependant très marqués par une inquiétude permanente, alors que leur garçon « poussait comme un champignon ».

Évidemment, il avait vocation à recevoir les traitements en vogue à l'époque pour traiter la maladie. Les séjours qu'il accomplissait à l'hôpital chez « Tonton Le Fur » étaient aussi fréquents que ceux promis à tous les enfants atteints de mucoviscidose, à raison d'un séjour de deux semaines tous les trois mois selon le protocole danois adopté en France depuis 1985. Il me revient à l'esprit l'image de ce beau petit garçon tout blond, aux cheveux particulièrement bien raides, juché sur son pied à perfusion comme s'il s'agissait d'une trottinette, se livrant à de très rapides allers-retours dans le couloir du service. Quel tonus !

Autre petite anecdote qui trouva encore une issue positive grâce au hasard…

Lors d'un congrès de la fondation nord-américaine à Orlando en Floride, Claude Férec devait présenter un poster sur les travaux conduits dans son laboratoire et cette manifestation de la plus haute importance était le lieu où se retrouvaient les chercheurs du monde entier et où les rencontres pouvaient revêtir un caractère décisif.

Claude quitta donc Brest via l'aéroport de Guipavas et stupeur !... En arrivant à Roissy, point de poster, il était resté dans la voiture…

Claude appela donc Yvonne en lui demandant de se mettre en rapport avec moi afin que je trouve un moyen d'acheminer le fameux poster à Orlando.

Il me vint à l'esprit que le docteur Feigelson, pédiatre du 17e arrondissement de Paris, avait prévu de se rendre lui aussi à Orlando... Mais comment remettre l'objet au docteur Feilgelson ?

Je me souvins alors que Malou se rendait régulièrement à la capitale pour le mouvement auquel elle participait et très vite, je pris contact avec elle qui se rendait à Paris ce jour-là et accepta avec plaisir de se rendre au domicile du docteur Feigelson et lui remit le fameux poster qui trouva effectivement sa place au congrès d'Orlando.

Dix ans plus tard, ce fut au tour de Véronique d'être opérée en urgence, au cours d'un long week-end férié en mai 2008, d'une occlusion intestinale qui aurait pu être tout aussi fatale que la péritonite de son frère. Son gastro-entérologue, Gilles Calament, et sa pneumologue, Irène Frachon, revinrent le vendredi soir très tard pour gérer la situation avec le chirurgien Mustapha El Nasser. Trois mois après, les fils ont lâché sous l'effet de la toux, provoquant une éventration disgracieuse non opérable.

Pour l'anecdote, lors d'un autre épisode aigu, le professeur Leroyer se transforma en brancardier zélé pour acheminer Véronique, depuis le service de pneumologie vers les urgences pour résoudre un énorme problème œdémateux, ce que le docteur Gut-Gobert solutionna !

En réalité, on pouvait considérer que les épisodes les plus « chauds » survenaient souvent aux mauvais moments, au cours des week-ends prolongés, ou lors des vacances scolaires, contraignant les soignants à des gardes préoccupantes.

Céline Dion a également place dans ce chapitre, eh oui ! Notre proximité avec elle date de notre voyage au Québec en

1993, où nous fîmes la rencontre de Réal, cet ami de Montréal qui avait eu le bonheur de faire une escapade en France quelque temps plus tôt. Réal était impliqué dans l'association québécoise de lutte contre la Fibrose kystique et à ce titre, il eut l'occasion de rencontrer à plusieurs reprises Céline Dion, dont la nièce, atteinte de cette maladie, mourut toute jeune en laissant la chanteuse dans une grande souffrance. Mais Céline Dion, grande vedette internationale, poursuivait une très belle carrière qui la conduisit à l'Olympia à Paris en 1996, et ce cher Réal avait eu l'idée lumineuse de nous faire parvenir cinq invitations à ce concert exceptionnel qui se déroulait un soir vers 21 heures. Véronique était alors en terminale et nous convînmes de l'attraper en sortie de cours vers midi pour filer en voiture à Paris vers un petit hôtel sans grande prétention afin d'être à l'heure au concert de Céline. Extraordinaire soirée, souvenir inoubliable assorti d'une incursion en coulisses pour aller faire la bise à cette chanteuse remarquable. Nous fûmes tout à notre émotion en rentrant pour une courte nuit à notre hôtel, car il fallait absolument que Véronique soit à nouveau au lycée pour la reprise des cours de l'après-midi du lendemain. Le voyage retour vers Brest vit nos trois chers enfants assoupis d'un bout à l'autre du trajet, il est vrai que courte, très courte fut la nuit !

Bien évidemment, nous fîmes part de notre émerveillement à notre bien cher Réal qui était à l'origine de cette escapade particulièrement dense.

Également, au titre des anecdotes, celle plus particulièrement inattendue de ce petit enfant afghan. Âgé de 8 ans environ, il souffrait d'un mal non identifié. Hospitalisé à l'hôpital franco-afghan de Kaboul, il reçut les soins des mains de Philippe Vic, pédiatre à l'hôpital Laënnec de Quimper. En mission humanitaire en Afghanistan, le docteur Philippe Vic exerça cette mission au printemps 2009.

Il découvrit des symptômes qu'il identifia bien comme ceux relatifs à la mucoviscidose dont il connaissait bien le tableau clinique pour avoir soigné nombre de jeunes patients dans son service de pédiatrie de Quimper.

Désireux d'en avoir le cœur net, il entra en relation avec moi pour voir comment il serait possible de réaliser une analyse du chromosome 7 de ce petit garçon qui se nommait Hamidulah Besharatullah.

J'évoquai cette question avec Claude Férec qui me recommanda tout simplement de faire le prélèvement d'une tache de sang sur un filtre à café et de l'acheminer ensuite par la poste vers le laboratoire de Brest.

Ceci fut fait très rapidement confirmant la présence de deux mutations rares sur le gène CFTR situé chromosome 7 signant ainsi un diagnostic de mucoviscidose.

Très dénutri et en proie aux difficultés digestives majeures, le petit Hamidulah avait besoin urgemment d'extraits pancréatiques qui permettraient l'absorption des matières grasses et par conséquent de concourir à sa croissance.

De tels médicaments n'existaient pas en Afghanistan et Philippe Vic se retourna à nouveau vers moi pour remédier à cette situation.

Je pris alors l'initiative d'interpeller le laboratoire qui diffusait ce produit et rencontrai une écoute très attentive et désireuse de soulager cet enfant.

Mais comment procéder ? Je me rendis au siège de ce laboratoire à Paris et me fis remettre une quantité assez importante de produits qu'il restait maintenant à acheminer vers Philippe Vic à Kaboul.

Une nouvelle mission humanitaire était sur le point de quitter la France pour rejoindre l'Afghanistan et il serait alors possible de confier ces médicaments à l'un des membres de cette mission. Ceci put se faire relativement rapidement et de manière récurrente par les missions successives ce qui permit de soulager cet enfant.

Pour parvenir à administrer ce médicament à cet enfant dont les parents sont de religion musulmane, il fallut toute la diplomatie de Philippe Vic pour faire admettre que le produit élaboré à partir de cellules de pancréas de porc était un médicament. Ce n'était pas de la viande de porc proscrite par leur religion. Les parents de Hamidulah ne péchèrent donc pas en donnant le Créon® à leur enfant. Mais malgré tout ce déploiement d'énergie et en raison de complications multiples, Hamidulah décéda un an plus tard laissant à ses parents une explication rationnelle de sa maladie.

Notre combat fut mené à deux avec Mijo qui excellait dans l'écoute des familles pour laquelle nous avions reçu une formation.

Ses maîtres mots étaient : « Écouter, apaiser et rassurer ».

Inlassablement, Mijo œuvrait avec une patience absolument remarquable dans cette mission qui ne s'offrait jamais au regard extérieur mais qui avait, en revanche, un impact extraordinaire pour ces familles, plus souvent les mamans, qui cherchaient une écoute secourable. Bien entendu, nous partagions ensemble ces instants d'angoisse exprimée par ces nouveaux parents confrontés à une maladie alors totalement inconnue pour eux.

Cette action aussi discrète qu'efficace avait un pendant bien plus visible lors des manifestations organisées çà et là dans le cadre des Virades de l'Espoir ou toutes autres manifestations qui se déroulaient très souvent dans le département à l'initiative d'une famille ou d'une association amie. C'est alors que Mijo donnait toute sa dimension de chargée d'écoute qui ne se satisfaisait pas de la seule conversation téléphonique, mais qui y ajoutait la rencontre très chaleureuse, voire affectueuse. L'objectif de la rencontre était bien souvent l'occasion de présenter à cette nouvelle famille l'image de chair et d'os que Véronique incarnait avec grâce et à elles deux, elles se faisaient apaisantes aux yeux de ces nouveaux parents dont l'angoisse se dissipait peu à peu.

Le téléphone sonnait tous les jours à la maison, quelle que soit l'heure ou le jour, toute l'année (un peu comme cette maladie qui ne connaît ni dimanche, ni jour férié, ni congé).

Les familles étaient accueillies à la maison lors de l'annonce ou quelques jours après pour toutes les questions qu'elles n'osaient pas poser aux soignants, notamment sur l'organisation pratique des soins, mais elles avaient aussi besoin d'être rassurées.

La maison devint une succursale de l'association : une pièce pour les soins de Véronique et une pièce pour tout le matériel associatif, les documents, les objets à vendre, les affiches, les banderoles, le stand… !

Notre couple et toute la famille se dévouèrent corps et âme à trouver des solutions pour lutter contre la mucoviscidose et aider les familles.

La vie de famille était rythmée par l'engagement associatif. Les week-ends étaient souvent consacrés aux manifestations qui étaient des moments festifs. Nous rejoignions la grande famille de la Muco et de grandes amitiés se créaient.

Je nourris une relation forte avec les soignants et les chercheurs, je ne leur laissais que peu de répit pour qu'ils trouvent vite, pour comprendre au mieux la maladie, les pistes de recherche et sensibiliser les élèves de la maternelle aux écoles d'infirmières, ainsi que le grand public.

Souvent, le dimanche, la famille se transformait en « marchands ambulants » et se levait très tôt pour monter les stands sur les manifestations sous tous les temps, parfois à plus de deux heures de route. Nous y restions toute la journée, et y retrouvions avec bonne humeur la grande famille de la Muco. Évidemment, et heureusement, ce n'était pas toutes les semaines !

Pour ma part, j'éprouvais la plus grande fierté de pouvoir ainsi partager avec Mijo cet engagement qui nous unissait vraiment très fortement et sur lequel nous avions la même ferveur militante. J'ai toujours considéré que seul, je n'avais pas la légitimité voulue pour ce travail associatif mais en revanche, à deux, cet engagement sublimait notre action commune ouverte vers les autres.

Le service Marfan du CHRU Morvan

Marfan resta longtemps synonyme de grand vide culturel pour nous et il fallut alors questionner les autorités médicales pour savoir ce que signifiait ce mot. Il est le patronyme d'un grand médecin de la fin du dix-neuvième siècle qui avait identifié un syndrome particulier chez des enfants et son nom a été utilisé pour en caractériser la prise en charge pédiatrique.

Donc le nom de Marfan fut donné à ce service de pédiatrie de l'hôpital Morvan à Brest et c'est en cet endroit que bien des événements connurent un déroulement qui s'acheva souvent tragiquement. Mais c'était aussi un endroit où la vie, la bonne humeur, le désir de vivre et l'enthousiasme étaient les maîtres mots des acteurs de ce service hospitalier géré de main de maître par le docteur Le Fur, dit « Tonton » par tous les enfants qu'il accueillait avec une bonhomie sans égale.

Un service tout neuf dans un bâtiment tout neuf sous l'enseigne de la Mère et l'Enfant, tel était le cadre dans lequel nous commençâmes à fréquenter l'hôpital. Comme dans tout service hospitalier, les bureaux des soignants, les postes de soins, les locaux techniques, les locaux à vocation hôtelière laissaient la part belle aux chambres d'accueil des petits patients, dans leurs berceaux et des jeunes devenus ados dans des lits aux dimensions normales. Les chambres individuelles étaient plus nombreuses que les chambres à plusieurs lits et certaines avaient une vocation particulière à recevoir des patients qu'il fallait isoler pour différentes raisons.

La mise en œuvre toute récente des protocoles danois dans le traitement de la mucoviscidose venait de franchir les portes de ce service pour des patients jusqu'alors accueillis à Roscoff pour des séjours plus ou moins longs. Mais le caractère itératif de ces séjours à raison de deux semaines tous les trois mois avait conduit la communauté médicale à changer de pratique. Elle vint à hospitaliser au plus près du domicile, afin de ne pas accentuer le traumatisme de la séparation engendrée par la distance jusqu'à Roscoff. Le service Marfan devenait alors une unité de soins qui recevait ces enfants dont le suivi longitudinal était assuré par Roscoff et un suivi, au plus près du domicile, assuré à Brest. Ce partage des missions établissait alors des règles qui faisaient que de nombreux jeunes patients atteints de mucoviscidose se trouvaient simultanément en soin dans ce service de pédiatrie de Morvan.

Eva, Delphine, Nicolas, Jonathan, Myriam, Sandra, Aurélien, Guillaume, Johanne, Johan, Mickaël, Florian, Adeline, Clémence, Jean-Marie, Yannick, Florence et d'autres se retrouvaient régulièrement en même temps que Véronique.

Cette simultanéité des présences favorisait évidemment les échanges entre les familles et les enfants. Le sens de la communauté de la mucoviscidose était pleinement adopté, chacun voyant dans l'autre parent voisin de chambre, un interlocuteur avec qui partager ses questions, ses angoisses, mais aussi des astuces, tout autant que de bonnes raisons d'espérer voir la santé de nos chers enfants s'améliorer.

Le docteur Jean-Marie Le Fur avait pour chacun la formule qui portait et nous ne vîmes jamais cet excellent praticien céder au pessimisme. Son réalisme était source de réconfort pour tous, patients ou parents. Les enfants l'adoraient et sa tendresse naturelle pour chacun en était la source.

Toutes sortes de pathologies infantiles cohabitaient dans cette unité de soins remarquable d'humanité, sous la férule d'un chef de service absolument dévoué sept jours sur sept. Il était entouré d'un personnel qui mettait un point d'honneur à « être au top » à chaque instant, sachant réconforter la famille au bord du désespoir. Il savait s'accoutrer de manière clownesque pour raviver la joie de vivre de l'enfant qui sombrait peu à peu dans la mélancolie.

Les délicates attentions du personnel auxiliaire hospitalier, doté d'une grande gentillesse naturelle, savaient offrir une petite caresse pour sécher une larme. L'enfant qui attend sa maman ou son papa avec une impatience telle qu'il se tenait quasiment au garde à vous au pied de son lit, comme pour dire qu'il voulait absolument être là quand arriverait ce parent tant attendu !

Les parents d'enfants atteints de cette satanée mucoviscidose mettaient en commun leurs interrogations et leurs désirs d'en découdre avec cette maladie. Il était alors relativement facile de mobiliser les énergies à l'occasion des manifestations organisées à la fois pour la collecte de fonds et pour la médiatisation de la maladie. En revanche, le poids de la maladie, son emprise sur le quotidien déroulé des jours et des semaines constituaient un frein que la seule volonté ne pouvait pas toujours desserrer. Et il fallait compter avec l'impact sur l'ensemble de la famille car, en effet, cette somme de soins envahissait les emplois du temps et bouleversait notablement les rapports entre ses différents membres.

Avec le temps vint la nécessité de pourvoir le service d'une salle de classe dans laquelle chaque enfant retrouverait l'ambiance de l'école qu'il avait dû abandonner. Les soins envahissaient son quotidien mais les rares instants de liberté qu'il était possible de ménager permettaient à un enfant de retrouver l'école, un maître ou une maîtresse et un tableau sur lequel le savoir est délivré par des passionnés. En fait, il s'agit bien de passionnés, ces enseignants qui laissent le confort de l'école qu'ils ont appris à fréquenter dans leur début de carrière, pour un endroit quelque peu exigu. L'enfant vient s'y ressourcer et par-delà sa souffrance, peut puiser un peu de savoir dans cet environnement si particulier de l'hôpital.

Que dire de ces enseignants pour lesquels la communauté médicale en fait des acteurs pour le renouveau de la santé des enfants malades et qui, pour les parents, sont d'authentiques héros du quotidien, à qui ne sera jamais rendu l'hommage mérité. Les séquences scolaires adaptées à chaque enfant, selon son état de santé, selon sa capacité à se concentrer, selon son niveau dans le cursus scolaire, sont pour ces enseignants autant d'épreuves et de prouesses accomplies. Car au fil des jours, ils ont en perspective l'idée que cet enfant ne reviendra sans doute jamais dans ce lieu, sauf dans les cas de pathologies imposant des séjours récurrents, telles la mucoviscidose et sans doute bien d'autres maladies chroniques.

Véronique choisissait les vacances pour les séjours, en fin d'été, à Noël et à Pâques, car elle voulait ne rien rater de l'école. Le matin, elle allait à l'école de l'hôpital et l'après-midi, elle rejoignait les Blouses Roses. On ne comptait plus le nombre de Nouvel An et d'anniversaires passés à Marfan mais ce service n'était pas triste en dépit des mauvaises nouvelles et nous avions une chance inestimable d'avoir de nombreuses visites tous les jours. Les amis et la famille se retrouvaient dans sa chambre.

C'était intense car Mijo assurait les journées et je restais la nuit, dormant sur un lit de camp et prenant ma douche dans une baignoire sabot d'enfant avant de rejoindre le bureau. Et il nous fallait bien sûr assumer le nécessaire accompagnement d'Isabelle et Benoît qui subissaient nos absences.

Cela dura depuis l'âge de 7 ans jusqu'aux 20 ans de Véronique puis « virée » de la pédiatrie par son âge, elle poursuivit ses cures d'antibiotiques à domicile. Elle y était jusqu'alors opposée car elle ne voulait pas transformer la maison en hôpital et ce fut le cas, mais on y découvrit d'autres avantages en matière de qualité de vie.

LES ACTIONS COLLECTIVES

Les manifestations destinées à collecter des fonds connaissaient un fort développement, après la création des Virades de l'espoir et d'année en année, un nouveau site était retenu pour y tenir cette manifestation emblématique.

Certaines organisations qui avaient mis en œuvre ces grandes opérations optaient pour la récurrence. D'autres ne souhaitaient pas entrer dans une démarche qui les aurait conduits à mobiliser à nouveau les services municipaux. Il fallait des espaces, des équipements et des locaux qui avaient vocation à être partagés certes, mais si possible sans que ces engagements ne coûtent à la commune. Les attitudes des municipalités se montraient très variables et les équipes de bénévoles devaient parfois faire preuve d'un grand talent diplomatique pour convaincre les élus de l'opportunité d'une telle action sur le territoire communal.

Prendre le parti de citer toutes les Virades qui marquèrent l'action de l'association dans le département serait évidemment courir le risque d'en oublier. Mais comment ne pas mettre en lumière toutes celles pilotées par nos adhérents, parents, grands-parents, sympathisants ou simplement associations amies.

Chaque Virade est une sorte de grande kermesse joyeuse où les animations les plus variées attirent les enfants, les jeunes, le public. Avec en permanence, le souci majeur de pouvoir tenir une activité d'information sur la maladie qui doit répondre à toutes les questions depuis les plus banales jusqu'aux plus complexes.

Ces lieux de détente, de plaisir, de convivialité et de retrouvailles autour de tables toujours bien agrémentées par des cuisiniers bénévoles ont à cœur de trouver, à moindre coût, les produits qui constituent un élément essentiel du succès de la journée. Bien entendu, les buvettes ont un rôle essentiel et autour de quelques barnums, les boissons froides ou chaudes font des heureux et permettent des échanges jusqu'à la fermeture des sites.

Les Virades connotées AFLM, puis Vaincre la Mucoviscidose, sont bien souvent complétées par des manifestations qui ont d'autres statuts mais l'objectif est effectivement consacré à la collecte de fonds pour la lutte contre la mucoviscidose.

Combien de concerts, combien de séances théâtrales, combien de matchs de football, de hand-ball et de volley-ball, combien de tournois de tennis de table, combien de compétitions de golf, combien d'expositions, combien de ventes aux enchères diverses et variées apportèrent une pierre à l'édifice ? Il est encore impossible ici de tenter d'établir une liste exhaustive !

Pour ma part, je dénombre des centaines de manifestations auxquelles j'ai participé, comme représentant de l'association avec mission de tenir, avec Mijo, un stand d'information, lieu privilégié de la rencontre avec les autres familles adhérentes et désireuses d'agir.

C'est aussi le lieu de découverte pour bien des jeunes parents à qui on vient d'asséner un verdict de mucoviscidose sur le petit bébé dans sa poussette qui fait ainsi son entrée dans la grande famille de la muco.

Je n'oublie pas non plus ces grands-parents qui veulent savoir ce que leurs enfants ne leur disent pas à propos de cette maladie.

Ces derniers cherchent-ils à les protéger ?

Cette mucoviscidose qui étreint leur enfant et qu'ils gardent bien secrètement pour eux ne doit pas sortir de ce petit noyau familial, papa, maman et bébé.

Il arrive bien des fois que la rencontre avec d'autres parents revête un caractère anxiogène et alors une bonne politique de l'autruche peut être ressentie comme préférable. L'envie de ne pas savoir, ne pas se projeter sur un avenir qui sera peut-être difficile peut motiver cette attitude…

Il faut reconnaître que l'invitation plus ou moins persuasive de rejoindre l'association, de la part du médecin qui aura posé le diagnostic, peut avoir des conséquences sur le comportement des jeunes parents. Certains sont désireux de faire la démarche très rapidement, d'autres au contraire ne la feront jamais, ce qui à mes yeux est incompréhensible tant il est dit et redit que l'union fait la force.

Combien de rencontres bien pertinentes dans le cadre de ces manifestations ! De nombreux liens associatifs, certes, mais surtout puissamment amicaux virent le jour et restèrent dans nos cœurs, comme autant de signes indéfectibles de communauté de sort. Il n'est pas nécessaire de faire de grands discours pour déterminer si cela va bien ou si les temps sont difficiles. Toutes ces rencontres ont valeur de baromètre et d'une année sur l'autre, tel enfant manque à l'appel, tel autre est en situation bien complexe, ou a subi avec succès la transplantation pulmonaire tant espérée. Mais tel autre peut vivre des moments particulièrement délicats en raison de problèmes liés à l'intrusion d'un corps étranger que les remèdes anti-rejet ont peine à faire admettre.

Au chapitre des manifestations de collecte de fonds, il en est, qui, par l'ampleur de la mobilisation et le périmètre de leur déroulement, méritent un zoom bien particulier, certaines d'autant plus qu'elles adoptent un caractère récurrent avec une fidélité qui s'évalue en dizaines d'années.

Leurs auteurs sont comme liés à la cause par une sorte de serment sacré qui les met en situation d'être quasi obligés de réaliser, chaque année, ces actions qui les honorent.

Il s'agit ici de saluer la diagonale du souffle dont j'ai longuement parlé plus haut mais il faut souligner combien cette organisation et son charismatique fondateur Gérard sont impliqués avec une grande conviction. Si leur désir de lutter est immense, il n'en reste pas moins vrai que les coopérations conclues avec l'autre géant de la collecte qu'est l'association La Pierre Le Bigaut montrent à l'évidence que « l'union fait la force ». Pierre Le Bigaut, faut-il le rappeler, est un ancien coureur cycliste professionnel qui a accepté d'apposer son nom sur une grande manifestation humanitaire et sportive, sur la demande de Daniel qui le connaissait de longue date.

L'une et l'autre sont, dans le domaine de la mobilisation, des exemples à méditer pour leur caractère permanent et sur le long terme de l'action engagée voici plus de trente années. Même si les résultats de collecte ne sont en aucun cas comparables, ce qui est à considérer ici, c'est bien la ténacité et l'engouement de ces personnes qui déploient des énergies considérables dans ce combat.

La PLB qu'on ne présente plus, bien évidemment, demeure incontournable dans le panorama de la collecte de fonds pour la lutte contre la mucoviscidose. Le monde du vélo est à l'unisson avec Daniel, Yannick et Dominique et les nombreux amis, qu'il s'agisse de la Rando Muco de Belle Isle en Terre ou de la PLB à Callac ou de la manifestation intitulée Langueux Muco. Les nombreux bénévoles, plusieurs milliers, sont d'une fidélité à toute épreuve. Marie-Louise, Raymond, Michèle, Christian, Marie Thérèse, Denis, Véronique, Bernard, Pierre ou Jean-Paul et tant d'autres sont partie prenante de ce succès qui croît d'année en année pour le plus grand bonheur des organisateurs mais aussi pour les municipalités qui accueillent l'événement, attirant les projecteurs sur leurs communes et prouvant le dynamisme local.

La triste année 2000 qui vit partir Alexandre connut une césure dans le déroulé des événements de Callac. Mais les années qui suivirent reconquirent le cœur des cyclistes venus de toute la France pour cet élan de générosité sportive extraordinaire. Pourrait-on imaginer voir ce rendez-vous disparaître ? C'est mal connaître les solides organisateurs de cette belle épreuve. De toutes parts, les encouragements sont si nombreux, si appuyés qu'il ne peut être envisagé de mettre un terme à cette formidable aventure humaine.

Une telle mobilisation suscite de grandes implications dans bien des domaines et la constance retrouvée dans ces actions est caractéristique de cette solidarité naturelle qui unit les habitants du Centre Bretagne, originaires du monde agricole ou de tout autre milieu. Les nombreux partenaires que Daniel a convaincus sont d'une fidélité à toute épreuve d'année en année.

La force de ces actions trouve aussi des racines dans la proximité voulue entre les soignants, les chercheurs, les partenaires et les donateurs qui s'entendent, édition après édition, sur l'usage fait des fonds collectés. C'est sans nul doute une raison de ce succès qui ne se dément pas.

Chaque édition retrouve un schéma formel tant du point de vue de la présentation en amont que du point de vue du commentaire du résultat à l'issue des manifestations. Les résultats sportifs sont quant à eux diffusés dans les jours qui suivent les compétitions. Chacun y retrouve ses bonnes pratiques et cette bonne humeur qui ne se départit jamais dans ces circonstances. La mise en scène est soigneusement préparée et le public attend bien sagement l'énoncé du montant de la collecte ; il est surtout attentif à la parole des chercheurs et soignants, heureux bénéficiaires de cette manne qui leur est si utile ! Toute cette organisation dure un long moment et la libération de l'auditoire s'ouvre généralement sur un pot de l'amitié offert bien généreusement par la municipalité. La soirée se conclut par un buffet qui permet aux uns et aux autres de pouvoir échanger sur les sujets les plus variés, tout en offrant la possibilité de se remémorer la ou les journées qui permirent de réaliser cette collecte formidable. Le bilan depuis 1992 se porte à plus de 13 000 000 euros !

De son côté, Pascale porte à bout de bras le green de l'espoir au golf de l'Odet. Bien secondée par quelques amis et surtout son fils Dorian, elle met en œuvre toute une logistique extraordinaire pour que cette manifestation, reproduite dans plusieurs dizaines de golfs, soit l'une des plus remarquablement dotées et efficaces au plan de la collecte.

Le public concerné n'est pas le même, ni dans le nombre de personnes mobilisées ni dans l'origine de celles-ci. La pratique de ce sport, quelque peu élitiste dans l'opinion, rompt avec le caractère populaire des grosses manifestations cyclistes.

Cela dit, la permanence de l'effort et la durée dans lesquelles sont inscrites les différentes compétitions du sud Finistère portent en germe la même volonté d'en découdre avec une maladie qui pourrit la vie de trop de jeunes. Belle ténacité bien bretonne !

Une initiative n'a jamais vu le jour en son temps, en fin des années 1990. Elle consistait à inviter les banques détentrices des comptes bancaires des usagers à solliciter de leurs clients l'abandon des centimes figurant chaque mois à l'édition du relevé bancaire. Cette proposition n'a jamais été creusée par le département ressources de l'AFLM, la jugeant sans doute complexe de mise en œuvre. Quelle manne financière aurait-elle produit ? Difficile à évaluer, certes, mais quand on constate qu'aujourd'hui de grandes enseignes proposent l'arrondi de caisse au profit de telle ou telle cause, je me dis que j'avais eu le tort d'avoir raison trop tôt !

Avènement de l'ABER-M

Un grand événement a bousculé toute l'action de la lutte contre la mucoviscidose dans le Finistère avec la création de l'association bretonne d'études et recherche sur la mucoviscidose (ABER-M) peu avant la mise en œuvre du dépistage néonatal de la maladie dans le département. Cette dualité avec l'AFLM a suscité bien des débats et des interrogations et il a été bien difficile de faire la part des choses. L'objectif de l'ABER-M était consacré exclusivement à la collecte de fonds pour le laboratoire de Claude alors que l'AFLM avait la mission très généraliste d'accueil, d'écoute des familles. S'ajoutait aussi un objectif tout aussi important que la collecte de fonds pour ses actions vocatives comme la recherche, la qualité des soins, la qualité de vie ou encore la communication. Et l'astuce du moment a été d'adosser l'ABER-M à l'institut mère et enfant de Bretagne occidentale afin de pouvoir se prévaloir de la reconnaissance d'utilité publique. Ce faisant, nombre d'organisateurs de manifestations, désireux de voir leur effort s'accentuer en direction de la mucoviscidose, se réjouissaient de pourvoir attribuer leur produit à une structure locale dont le renom croissait à vue d'œil.

Cette façon de fonctionner a été source de différends mais qui s'estompaient peu à peu en raison de la profonde amitié qui unissait Claude Férec avec les représentants de l'AFLM, ces derniers se réjouissant toujours de pouvoir lui confier une tribune scientifique lors de leurs assemblées territoriales au cours desquelles il délivrait le message du chercheur passionné qu'il était et qu'il demeure encore de nos jours.

Un jour vint la dure réalité du scandale du sang contaminé ; je ne souhaite pas entrer dans les méandres de ce dossier bien complexe. Mais il s'en fallut de peu pour que le laboratoire mette la clé sous la porte car le directeur du centre de transfusion sanguine avait besoin de constituer une grosse enveloppe financière afin d'indemniser les victimes de ce scandale. Une grande émotion s'empara alors de toute une population. L'organisation parfaitement rodée des amicales de donneurs de sang bénévoles fit merveille en faisant signer, par dizaines de milliers, une pétition remise au président de la région Bretagne, traduction d'une énorme indignation populaire.

Cette pétition réunissant soixante mille signatures eut son efficacité, à n'en pas douter, car l'histoire retiendra que le laboratoire fut maintenu et qu'en revanche le directeur du CTS fut limogé en laissant la place à Claude Férec.

Cet épisode fut très tendu et il se solda par un renforcement de la reconnaissance du laboratoire qui s'étoffa peu à peu, en personnel scientifique, technique et administratif.

Le drame du sang contaminé bouscula l'ensemble des structures du don de sang en France. Le laboratoire dont la gestion ne pouvait se trouver sous l'égide de la nouvelle structure appelée Établissement français du Sang s'intégra alors avec armes et bagages dans l'association Gaëtan Saleün, indépendante du don du sang mais en restant dans les locaux du centre de transfusion…

Cette mutation en début d'année 2000 rendit l'association Gaëtan Saleün pilote des actions menées pour le laboratoire de Claude Férec. René, le président de cette association en est l'artisan très actif ; son dynamisme ajouté à un entregent particulièrement riche lui conféra une belle notoriété née de son implication sans réserve pour alimenter le laboratoire de Claude Férec. Son action était tout à fait orientée vers la recherche de partenaires financiers qu'il parvient à convaincre. Les fonds collectés sont utilisés localement au sein d'une équipe qui a fait largement ses preuves depuis longtemps. Les labels INSERM, attribués au fil des années, confirment très justement les compétences mises en œuvre.

Au total, dans notre région, la muco comme on l'appelle familièrement est une grande cause qui mobilise aussi bien pour l'association Vaincre la Mucoviscidose que pour l'équipe de Claude Férec ou encore pour Perharidy. La confusion des genres n'est pas la plus simple à gérer, il faut bien l'admettre, mais celui qui œuvre pour la lutte contre la mucoviscidose est forcément bien accueilli !

L'année 2017 a été au plan de la délégation 22&29, une année record avec une participation à l'assemblée territoriale record et une collecte globale record de 814 000 euros ! Bravo aux bénévoles et à tous les donateurs !

Ils ont œuvré contre la muco sur notre territoire

Inévitablement, il y aura des ratés, il y aura des omissions, il y aura des frustrés, mais prendre le risque d'énumérer est synonyme de ce genre de tracas !

Alors je demande pardon à tous ceux que je vais froisser !

Je ne pense pas être en mesure d'avoir une chronologie bien ordonnée mais, au final, ce n'est pas si important, le tout étant que mémoire soit faite sur les actions menées au fil des décennies de ce combat.

Je commence volontiers par citer le docteur Jehanne, qui fut la première personne à nous avoir parlé de l'Association Française de Lutte contre la Mucoviscidose en août 1978. Il eut l'excellent réflexe de nous faire part de ce lieu de parole, d'échange et de rencontre que pouvait être une association comme l'AFLM. La mission d'accueil des familles touchées par la mucoviscidose avait été posée en 1965 par la création de cette association par quelques bénévoles éclairés, par la compétence de quelques pédiatres ; ils se comptaient alors sur les doigts d'une main !

Mais le docteur Jehanne présentait un réel don pour la mise en relation entre familles et il savait bien assortir les différentes qualités trouvées chez l'un pour les assembler à celles de l'autre.

Le Laber était aussi un lieu de rencontre. Marguerite a sûrement été la plus belle rencontre que nous ayons pu faire, elle qui avait souffert mille maux par la perte de deux de ses premières filles atteintes de cette maladie horrible qui à cette époque ne laissait aucune chance aux enfants malades. Malgré ces épreuves, ô combien douloureuses, elle savait donner à son Erwan une dose infinie d'amour et participait à sa lutte contre la maladie avec une énergie sans pareille.

Nous l'emmenions parfois depuis Brest jusqu'au Laber pour visiter nos chers enfants et ces trajets étaient l'occasion d'échanges et de partages autour des valeurs que nous voulions trouver à notre combat contre la maladie. C'était elle qui, malgré sa charge considérable de douleurs subies, nous insufflait le courage de nous battre contre la maladie.

Jamais, je n'oublierai combien a été déterminante son attitude pour engager la lutte. Comment pouvait-elle, après toutes ces épreuves, trouver cette énergie qu'elle nous transmettait avec tant de conviction ? J'ai toujours et j'aurai toujours à l'esprit qu'il s'agit d'une femme extraordinaire à qui nous devons énormément.

Au Laber, d'autres rencontres nous marquèrent plus ou moins, mais rares furent celles inscrites dans la durée comme celle qui nous permit de conserver Marguerite à portée de voix et dans la plus grande amitié.

Marguerite serait à l'initiative de maintes occasions de rencontres avec d'autres familles et c'est au cours de l'année qui suivit notre séjour commun au Laber que nous pûmes engager un premier contact avec l'AFLM au plan départemental. Les responsables associatifs de cette époque étaient des parents d'enfants malheureusement décédés dans un passé plus ou moins récent mais nous ne sentions pas chez eux la même énergie que chez Marguerite. Il faut dire que la perte d'un enfant doit être un tel traumatisme que c'était au prix d'un courage extraordinaire que ces personnes portaient le combat contre la maladie qui avait emporté leurs enfants…

Il s'agissait bien souvent de personnes nettement plus âgées, chez qui l'énergie consacrée à leurs enfants avait fini par s'épuiser et peu à peu ils abandonnaient le combat laissant à d'autres, jugés plus légitimes sans doute, le soin de poursuivre la mission.

Nous rencontrâmes aussi Marie-Françoise et Michel qui avaient une fillette de huit ans, l'âge d'Erwan, le fils de Marguerite. Florence était une très jolie petite fille volontaire et pleine de vie. Son état de santé largement altéré par la maladie avait mobilisé ses parents qui, de nos âges, avaient également une belle volonté d'en découdre, malgré la douloureuse perte de leur cher Pierre-Yves parti tout jeune quelques années plus tôt. Marie-Françoise deviendrait la trésorière régionale en succédant à Madame Le Cann qui avait tenu les cordons de la bourse durant de longues années.

Je le répète volontiers : c'était l'époque où l'AFLM tirait ses revenus essentiellement des campagnes de vente de cartes de vœux et autres petits objets de Noël qui se vendaient, via les dépôts que les adhérents constituaient chez eux, à leur domicile, dans leur garage, leur salle à manger ou tout autre local en fonction du succès obtenu par la diffusion du catalogue distribué par l'association. Chacun avait à cœur de promouvoir les produits proposés et la concentration des livraisons en plusieurs points du département permettait à tous la possibilité d'apporter une substantielle manne financière pour lutter contre la maladie. Au final, c'était un ensemble de tout petits ruisseaux qui finissaient par devenir de jolies rivières et l'association tirait grand profit de ces campagnes féeriques, comme on peut bien l'imaginer !

Ces périodes nous transformaient en représentants, vendeurs, camelots et surtout nous donnaient l'occasion de dire autour de nous ce qu'était cette maladie au nom imprononçable. Que de soirées passées à établir les bons de commande au vu des demandes formulées par nos gentils « clients ». Ils n'avaient alors à l'esprit que le désir de nous aider, de nous apporter le soutien et le doux réconfort que nous cherchions tous les uns auprès des autres.

Danielle et François à Lesneven étaient à leur manière d'excellents vendeurs : ils avaient réussi la prouesse de transformer leur salle à manger en dépôt renfermant les dizaines d'objets commandés par leur entourage. Actifs, ils n'en étaient pas moins soucieux de délivrer le message de l'association. Leur zone d'influence était importante dans les communes avoisinantes en raison des familles relativement nombreuses dont ils étaient issus.

Hélas ! Mille fois hélas ! Leur cher Alain les a quittés à l'âge de trois ans, laissant un vide incommensurable et une détresse bien compréhensible. Cependant, malgré la dureté de l'épreuve, tous deux continuèrent à œuvrer pour l'AFLM et leur fidélité aux manifestations organisées dans le cadre des Virades me fait toujours vibrer d'admiration.

Une action qui a bien marqué le début de notre engagement associatif a mobilisé beaucoup de nos amis : l'opération pièces de vingt centimes au cours de la foire Saint-Michel à Brest. Des rencontres, des sympathies, des solidarités, des souhaits de venir en aide se développèrent alors, grâce à une parfaite entente avec la municipalité qui nous octroya le prêt du bibliobus qui servait de point de collecte de l'opération « Vingt centimes pour la muco ». Ce magnifique outil doté de sonorisation, d'une estrade et particulièrement repérable sur le site de la foire Saint-Michel permit à quantité d'amis de s'associer à nos côtés, et quelques prénoms me viennent : Yves, Marie-Thérèse, Alain, Marie-Rose, Maryse, Daniel, Marie-Christine et tant d'autres. Soit, ils donnaient de la voix, soit, ils offraient un petit document explicitant en deux mots les attendus de la mucoviscidose. À son tour, André, dans sa succursale bancaire de Saint-Pierre, nous apporta le soutien logistique majeur qui nous permettait de compter la recette qu'il stockait ensuite à l'abri de la convoitise d'éventuels malfaiteurs.

Patrick et sa cotriade faisaient des heureux dans ce Haut Léon qui recevait les familles des patients adressés depuis les centres hospitaliers du Nord de la France et de la région parisienne.

Les enfants venaient à Perharidy recevoir les soins que ne savaient pas très bien organiser ces grands hôpitaux qui avaient toujours à l'esprit que le climat de Roscoff, autrefois réputé pour ses bienfaits pour les traitements de la tuberculose, allait sûrement être bénéfique pour ces enfants à l'avenir très sombre.

Jean-Pierre, ce créatif en ébullition permanente, serait l'un des plus actifs à cette époque où nous étions à la recherche de la popularisation de nos actions, au sortir des trois années de collecte de pièces de vingt centimes. Elle mobilisa beaucoup d'énergie pour un résultat s'avérant relativement modeste financièrement, mais l'objectif de communication fut particulièrement pertinent. Il était, je l'ai dit plus haut, très impliqué dans le monde de la course à pied et son ami Léon accepta que nous puissions diffuser une information pendant le semi-marathon du Rallye où Léon était salarié. Et si l'impact restait encore assez modeste, Jean-Pierre s'offrit l'audace d'interpeller l'organisateur du semi-marathon Saint-Pol - Morlaix, à l'époque, la compétition la plus huppée de la région, afin qu'il soit envisagé une opération de collecte de fonds lors de cette manifestation sportive de haut niveau.

Mais fallait-il encore mobiliser et Jean Pierre, par son réseau, se donna beaucoup de peine pour acquérir l'adhésion de François, ce grand champion régional et celle, non moins importante d'Albert dont j'ai pu dire également bien des compliments sur le caractère décisif de sa démarche, sans laquelle rien n'aurait été possible. Mais j'en ai donné le détail en amont.

Le concept de la collecte de fonds adossé à une épreuve sportive opéra une réaction dans de nombreux clubs et André, Gérard et Jean-Pierre imaginèrent alors pouvoir organiser des événements de ce type. C'est ainsi que naquirent les périples Brasparts-Bragança sous l'égide des Marsupilamis, ou les diagonales du souffle avec cet engagement des membres de ces associations qui contribuèrent largement à la popularisation de nos actions.

Elyette et ses cent petits chaussons contre la mucoviscidose firent aussi partie des acteurs qui nous permirent de toucher d'autres milieux. Le spectacle de danse classique salle Cerdan était de toute beauté et inaugura une relation très fidèle entre nous et Elyette.

Dans les années qui suivirent la création des Virades de l'Espoir, il y en eut des dizaines portées par des centaines de bénévoles. Il y eut tellement de bonnes équipes mobilisées au fil du temps autour de ce concept qui perdure et qui demeure l'outil essentiel de la collecte de fonds de notre association. Hommage soit rendu à Philippe et Marie-Thérèse, à André et ses amis de Brasparts, aux rotariens de Brest, à Elisabeth et Claude, à Etienne, Nathalie et Roger, à Nicole et Julien, à Josiane et André, à Alex, Fanny et Anthony, Christine et François, à Sylvie et Jean-Yves, à Ernest et son épouse, à Nathalie et Patrice, à Chanelle, à Bernard et Anne, aux sœurs Morvan et tant d'autres dont les noms sont inscrits dans la mémoire collective…

Quelle mobilisation, quelle ferveur, quel engouement pour ces actions qui mettaient à contribution les communes via leurs élus, leurs services techniques, leurs moyens matériels et qui se faisaient une ardente obligation d'accueillir une telle manifestation au renom national. Curieusement, le Finistère si mobilisé pour la lutte contre la mucoviscidose affichait un tout petit nombre de Virades sur son sol alors que d'autres départements en comptaient jusqu'à plusieurs dizaines. Cela reste une énigme !

Autre activité qui perdure, le green de l'espoir avec une intense implication de Pascale et son garçon Dorian qui organisèrent tous deux une très belle compétition de golf pendant une bonne vingtaine d'années à Clohars-Fouesnant, avec un écho entendu à Lampaul-Plouarzel sous la conduite de Christian.

Ce même Christian accueillit une manifestation sympathique autour du macaron, dans le cadre d'une action nationale pilotée depuis le siège de l'association en collaboration avec Pierre Hermé qu'on ne présente pas. Avec nos précieux amis et voisins, nous offrions un macaron contre un don. Louis, qui avait perdu son garçon Samuel, emporté par la maladie, apporta sa pierre à l'édifice dans sa chocolaterie du centre-ville à Brest, en habillant ses petits chocolats de cette belle image du dauphin qui aura été un emblème durant de longues années.

La pâtisserie Lallemand offrit des Paris-Brest à l'arrivée aux Capucins du défi Paris-Brest en vélo de Gabin, alors âgé de dix ans au profit de la mucoviscidose.

Des restaurateurs ou hôteliers de chaîne nationale, Climats de France par exemple, mirent leurs équipements au service de notre cause avec une belle convivialité pour que les familles se retrouvent. Mais ces rencontres ont malheureusement fini par se heurter aux interdictions liées aux infections croisées si menaçantes pour nos enfants. Ces repas étaient l'occasion d'une collecte de fonds reversée à l'AFLM.

Flunchy, mascotte des selfs Flunch, se faisait un devoir d'honorer de sa présence bien ressentie, les goûters d'anniversaire du service Marfan à l'hôpital Morvan, jusqu'au moment où la sacro-sainte règle d'isolement des patients les uns vis-à-vis des autres en a interdit la pratique.

Jusqu'à l'épisode où, les patients d'une colonie de vacances anglaise en 1995 furent victimes d'infections croisées, les patients hospitalisés à Marfan comme à Roscoff allaient de chambre en chambre, se retrouvaient dans la salle de jeux sans imaginer le danger des infections croisées entre patients. Dès lors, chacun devait rester cloîtré dans sa chambre ou en sortir masqué et utiliser du gel hydroalcoolique. Fini le gâteau commun d'anniversaire où l'un des patients soufflait sur les bougies avant d'être partagé !

Les contraintes d'isolement furent compensées par la mise en place, dans les chambres d'hôpital, de télévisions couleur, offertes par des commerçants locaux et Daniel Bercot, pour remplacer les téléviseurs noir et blanc.

À mon initiative, la Marine nationale ne bouda pas notre plaisir en accueillant à bord de l'Étoile et la Belle Poule, les patients que la promenade en mer séduisait : quelle belle traversée de la rade de Brest ! Quel beau souvenir pour les patients qui sortaient alors de l'atmosphère pesante de l'hôpital pour vivre cette aventure maritime inespérée ! Merci au Commandant des goélettes !

Les dîners de gala concoctés à Roscoff par toute une pléiade de chefs toqués furent mis sur pied avec l'immense complicité d'Eugène, ses nombreux amis entrepreneurs et autres hauts responsables d'entités industrielles du secteur. Quel panache connaissions-nous autour de ces tables, lesquelles avaient dû, la mort dans l'âme, refuser du monde, tant était fervente l'envie de participer et d'apporter sa pierre à l'édifice !

Les nombreuses éditions du tournoi de tennis de table organisées par Jean, à Lampaul-Guimiliau, devinrent un passage obligé pour tout pongiste finistérien et une ambiance absolument charmante jaillissait de ces compétitions qui avaient le bon goût de se dérouler à date fixe le 8 mai, jour férié ! Jean sut s'attacher l'amitié de toute une commune et de quantité d'amis qui donnèrent à ce tournoi une allure d'événement incontournable dans cette jolie localité.

La « Muco pompiers », traditionnellement fixée elle aussi au 8 mai, draine des dizaines, des milliers de cyclistes sur les routes du nord du département avec une fidélité remarquable en direction du laboratoire de Claude Férec. Il est clairement admis que la collecte de fonds opérée dans ce cadre doit rester en Finistère.

Il est vrai que, durant de nombreuses années, les actions conduites en Finistère étaient toutes tournées vers le soutien au laboratoire de Claude Férec avec une belle dynamique ce qui, à l'époque, me valut quelques escarmouches avec l'AFLM. Au demeurant, je comprends parfaitement que me prévalant de mes responsabilités au service de l'AFLM, j'utilisais les supports de communication nationaux pour alimenter l'information locale et diriger la collecte vers une destination locale. Cela méritait bien une clarification et ce qui devint une sorte de partage des missions aboutit à ce que je consacre mes interventions aux seuls objectifs fixés par l'AFLM. Je n'allais donc plus au centre de secours où s'organisait la Muco pompiers et il n'y eut plus de soutien de communication de l'AFLM pour cette manifestation. Cela me coûta car j'aimais bien les initiateurs de cette épreuve sympathique, mais rigueur et éthique sont parfois bien nécessaires.

Dans le domaine du volley-ball, Maurice et sa bande de copains institutionnalisèrent un tournoi de haute volée. Il rassemblait des dizaines d'équipes de volley avec de fort belles prestations qui, outre le caractère sportif de bon niveau, permettait de réaliser une jolie communication sur le fléau que nous combattions. Et des émules virent le jour avec, notamment, un tournoi sur l'île d'Ouessant. Sa particularité était telle qu'il réunissait, sur deux jours, un nombre impressionnant de volleyeurs qui avaient le bon goût de faire la fête jusqu'au bout de la nuit et jusqu'au bout de l'île avec des effets collatéraux faciles à imaginer.

Il m'est agréable de rappeler le souvenir de René et son hautbois qui enchantèrent ce bel après-midi d'un dimanche en l'église de Saint-Jean du Baly à Lannion. Nous savourâmes les superbes mélodies offertes par ce virtuose de cet instrument aux sons absolument magnifiés par l'acoustique de cette nef du XVIe siècle.

Au moyen d'une flûte traversière et accompagné d'un autre instrumentiste, José, ce jeune musicien, nous transporta dans un monde de douceur et de délicatesse que les pièces musicales offraient aux auditeurs dans ces chapelles du Nord Finistère.

Artiste et néanmoins professeur au conservatoire, il portait son art avec beaucoup de simplicité, celle des grands interprètes qui ne se glorifient pas en raison de leur talent.

Sur la côte nord du département, Raymond, grand amateur de foot, avait depuis des années le talent incroyable de collecter des maillots de footballeurs prestigieux, nouveaux héros des temps modernes pour avoir défendu les couleurs de la France dans des compétitions internationales. Les ayant obtenus grâce à des contacts bien placés, Raymond les soumettait au feu des enchères et c'est par milliers d'euros que se compte la recette qu'il en retirait au profit du laboratoire de Claude Férec. Fabuleux !

Défigéna, manifestation sportive sous la houlette de Jacques, draine le secteur de l'Ile-Tudy, où siège son entreprise et c'est encore une manne considérable qui vient alimenter le laboratoire de Claude. Toute une histoire attachée à cet état de fait : en effet, au tout début de la carrière de Claude dans ce laboratoire, il s'était adjoint les compétences de Claudine, sœur de Jacques mais cette malheureuse perdit la vie d'un méchant cancer. Sans doute sut-elle communiquer sa dynamique pour cette recherche qui la passionnait tant, au point que sa famille a souhaité prolonger son action en étant présente par un soutien financier particulièrement efficace.

Quantité d'autres actions jalonnèrent ces années de combat contre la mucoviscidose sous forme de défis divers et variés. La traversée Ouessant-Brest à la nage par Daniel, les 48 heures de marathons successifs de Goulven, la vente aux enchères de toiles à Quimper par Annie et Luc, ou encore le marathon des sables par Hervé L. ou Québec-Saint Malo par Hervé C. et plus tard par Hervé L. Ajoutons le Paris-Brest en courant par Benoît, ou Paris-Brest à vélo par le jeune Gabin ou les tournois de foot organisés par des parents de jeunes enfants. Et encore, les périples Brest-Marseille par la côte ou par l'intérieur ou Brest-Bruxelles ou encore Brest-Biarritz et retour par Marie-Catherine. René, lui aussi, quitta Le Folgoët pour rejoindre Montpellier où se tenait l'assemblée générale de Vaincre la Mucoviscidose en vélo couché.

Pol et ses collégiens de Châteaulin furent d'une incroyable efficacité après la diffusion du message de l'association à l'ensemble des classes du collège. Il faut ici saluer la fidélité des responsables du collège Saint-Joseph de Fouesnant qui, plusieurs années durant, firent du cross de ce collège un fabuleux support de communication, assorti d'une non moindre efficacité financière. Comment ne pas associer ces élèves à tous ces autres écoliers et lycéens qui, par milliers, participèrent à des cross à saluer comme épreuve sportive certes mais aussi comme support à la lutte contre la mucoviscidose. Encore du temps passé à expliquer encore et encore et toujours ce qu'est cette maladie que certaines personnes connaissent par le témoignage de leurs copains et copines directement affectés par cette mucoviscidose qui leur pourrit la vie.

À ces actions de communication, il fallait ajouter les présentations de la mucoviscidose de la maternelle à la faculté, que je pus réaliser en complément des mémoires de fin d'études d'infirmiers avec la complicité de Mijo. Armelle fut la toute première infirmière mobilisée sur cette pathologie et il fallait absolument qu'elle exprime à ses examinateurs le caractère malodorant des selles de bébés qualifiées d'« odeur de poulailler », symptôme olfactif identificateur de la mucoviscidose.

Le théâtre, la musique, les tournois de bridge et autres activités fournirent leur effort dans ce combat à travers tout le département, dans des associations, des salles de concert, des centres sociaux et tant d'autres lieux comme des églises pour des concerts traditionnels ou folkloriques.

À ces actions, je souhaite associer de nombreux autres acteurs qui, par leur bénévolat, furent les artisans de cette marche dans notre lutte. C'est par centaines qu'il convient de dénombrer toutes ces bonnes volontés à qui nous devons et respect et reconnaissance.

Je souhaite souligner l'importance du dispositif relatif aux étudiants en situation de handicap au sein de l'Université de Bretagne occidentale. Ce dispositif fut régi par Kader qui, avec une énergie de tous les instants, sut toujours trouver la meilleure formule pour que les personnes concernées, notamment par la mucoviscidose, puissent bénéficier des copies des cours et des dispositions particulières pour passer des examens et autres épreuves partielles. Une mention toute particulière à cet homme qui réussit à intéresser les étudiants à cette maladie en leur permettant d'assister à des conférences organisées dans leur cursus et plus spécifiquement les étudiants de la filière enseignant les STAPS qui seraient tôt ou tard confrontés à des élèves atteints de cette maladie.

ILS ONT SOIGNÉ, TRAVAILLÉ CONTRE LA MUCO

Encore une épreuve que de porter le regard sur tous ces acteurs du soin ou de la recherche sur la mucoviscidose dans notre région sans en oublier ! Ils sont si nombreux à avoir été impliqués, dévoués, et pour la majorité d'entre eux, passionnés par ce combat contre un mal si méconnu et si cruel !

Avant le docteur Jehanne, il y avait bien des médecins pédiatres ou pneumologues qui étaient en charge des patients atteints de cette maladie si secrète. Cette satanée mucoviscidose ne lâchait rien sinon le malheur de voir périr des enfants en tout bas âge. Impuissants, ils tentaient toutes sortes de traitements pour essayer d'améliorer le sort de ces malheureux enfants qui allaient les quitter trop vite…

Avec l'arrivée du docteur Jehanne à Perharidy, une organisation des soins prit corps, les techniques évoluèrent, et en même temps, les antibiotiques progressèrent quelque peu. Les conditions d'accueil connurent aussi des améliorations et la spécialisation de personnels en matière de drainage bronchique contribua beaucoup aux progrès en termes de prise en charge de ces enfants.

Les soignants des années 70, tous unis dans ce combat contre la maladie, firent de leur mieux, compte tenu de l'état des connaissances du moment. Leur douleur s'ajoutait à celle des familles qui voyaient partir les enfants les uns après les autres, à un rythme effrayant qui plongeait tout le monde dans une grande tristesse.

Aux côtés du docteur Jehanne, le docteur Marie-José Le Deunff, le docteur Jean-Yves Le Goff, puis une nouvelle génération avec les docteurs Gilles Rault, Véronique Storni, Hermine Laselve, Anne Dirou, Krista Revert. Tous s'impliquèrent avec beaucoup de détermination dans la lutte que menèrent ces enfants contre une maladie qui les empêchait de devenir adultes.

Associés à cette équipe médicale, les soignants du quotidien, Maria Célina, Elisabeth, Brigitte, Alain et les incontournables draineuses, Anne, Marie-Hélène, Marie-Pierre et Roselyne, avaient la mission absolument essentielle de veiller au bon désencombrement bronchique. Le clapping était la technique la plus connue du moment pour mobiliser les sécrétions vers la sortie.

Les infirmières, les aides-soignantes, les auxiliaires de service hospitalier, les psychologues, les enseignants, les assistantes sociales constituaient un ensemble extrêmement mobilisé. Tous étaient emplis d'une bienveillance sans borne pour ces enfants éloignés de leurs familles pour de longues périodes.

Quand leur état de santé le permettait, l'un ou l'autre de ces petits patients pouvait connaître le privilège de sortir le dimanche et de partager une partie de la journée avec un soignant dans une forme de parrainage affectueux ! Cela ouvrait d'autres horizons pour ces malades confinés dans un univers particulièrement austère.

Une relation s'établissait ainsi entre soignant et soigné et entre les soignants, une grande connivence voyait le jour afin de déterminer quel serait le petit patient qui pourrait bénéficier de cette faveur.

Du côté de l'hôpital à Brest, le service de pédiatrie Marfan connaissait la haute autorité du docteur Jean-Marie Le Fur qui le menait avec une énergie et une vigueur de tout premier plan.

Les cadres hospitaliers de son équipe lui vouaient une grande estime et toute la hiérarchie hospitalière, infirmières, kinésithérapeutes, aides-soignants étaient animés de la même volonté d'apporter aux enfants hospitalisés les soins et attentions qui leur permettraient de retrouver bien vite leur domicile et leur famille.

La fermeté de la parole du docteur Le Fur et sa physionomie impressionnante cachaient en réalité un homme au grand cœur. Il aimait les enfants et ces derniers le lui rendaient bien avec l'usage répandu du terme Tonton pour désigner ce médecin hors pair, aux qualités humaines incroyables.

Infatigable, présent sept jours sur sept, ce médecin fut absolument admirable et il n'était pas homme à chercher les honneurs pas plus qu'il ne cherchait à étaler ses connaissances par une attitude qui serait suffisante. Bien au contraire Jean-Marie restait dans la posture d'homme simple et de contact très abordable en toute circonstance.

Louise, Marie, Cathy, Véronique, Mado, Yolande, Marie-Françoise, Chantal, Gisèle, René, Christine, Anne-Marie, Monique, Joëlle, et tant d'autres œuvraient au service des enfants suivis médicalement par Jean-Marie. Plus tard, avec le concours du docteur Marie-Reine Münck, ils avaient pour mission de soigner les enfants certes, mais aussi de dire à Jean-Marie ce qu'ils pouvaient observer ou entendre au contact de ces petits patients qui s'exprimaient très simplement en présence des infirmières et aides-soignantes.

Ce service Marfan est une belle unité de soins où la bienveillance est facteur de cette cohésion nécessaire pour le bien-être des enfants qui, finalement, trouvent dans ce service une réelle chaleur humaine propice à leur rétablissement.

Associée à ce service de soins admirable, une mini-école, animée par un enseignant détaché de l'éducation nationale, assurait dans une classe unique une présence pédagogique aux enfants de tous niveaux depuis la maternelle jusqu'à la terminale. Des séquences parfois très courtes dans différentes matières permettaient aux enfants de ne pas perdre le fil des enseignements dispensés dans le cadre de leur classe d'origine. Il fallait alors des trésors d'énergie à ces enseignants pour jongler avec les programmes scolaires de chaque enfant en tenant compte des capacités d'attention dont ils pouvaient faire preuve, compte tenu de leur situation, debout, assis, allongé, en fauteuil roulant…

Un véritable prodige dans un espace extrêmement restreint et avec des périodes de seulement quelques minutes parfois, car les soins étaient prioritaires bien évidemment.

Ces enseignants ne comptaient pas leurs heures et avaient pour chacun des patients-élèves une tendresse qui pouvait être facteur de bien-être et entrer dans la reconstruction de ces jeunes atteints dans leur corps par une maladie qui les fragilisait. Longtemps après avoir assuré cette mission, ces enseignants conservèrent de chacun de leurs élèves une trace, un souvenir parfois très ému. Véronique qui, lorsqu'elle était perfusée à droite, dut apprendre à écrire de la main gauche pour recopier ses cours. Il n'y avait alors pas de photocopieuse et elle apprenait ses cours apportés par Cécile, en les recopiant.

Ces aspects du soin sont une partie importante du parcours au quotidien des enfants mais en parallèle, la dynamique introduite par l'unité de recherche pilotée par Claude Férec affiche aussi une activité intense que l'on doit aux collaborateurs du chercheur. Les techniciens de laboratoire, les doctorants et post-doc, les personnels administratifs mirent du cœur à l'ouvrage depuis la création de ce laboratoire. La liste des participants à cette longue tâche ne peut trouver une garantie d'exhaustivité. Mais, il faut tout de même citer les pionniers tels Claudine, Isabelle, Odile, Marie-Pierre, Pascal, Virginie, Bernard, Pascal, Tristan, Geneviève, Cécile, Gaëlle, Laurent, Marc et les autres qui étoffèrent l'équipe au fil des années. Il faut aussi porter le projecteur sur les secrétaires qui eurent à mettre en forme mille et une publications en français ou en anglais ou encore à préparer maints diaporamas et autres posters. Qui de Monique, Chantal, Ariane, Marie-Christine ou Maryse produisit la plus grosse part de travail ? Ne cherchons pas à valoriser un acteur plus qu'un autre, ils eurent tous un énorme mérite pour cette implication sans limite.

Le travail de cette équipe reconnu de tous dans notre région l'est également au plan national et si le CRCM de Roscoff a également cette belle renommée, l'activité conjuguée des deux unités est devenue un symbole fort de cette synergie qui retentit bien au-delà des frontières.

La preuve, s'il en était besoin, prendrait la forme de la 32e rencontre européenne de l'association européenne de la fibrose kystique (ECFS pour European Cystic Fibrosis Society) organisée en juin 2009 à Brest.

Ce type de réunion annuelle est généralement organisée dans une capitale et parfois, assez rarement, dans une grande ville. Pour cette édition particulièrement ciblée comme année du vingtième anniversaire de la découverte du gène de la mucoviscidose, l'évènement avait du sens pour Brest et l'équipe de Claude Férec.

Les découvreurs du gène vinrent des États-Unis et du Canada jusqu'à Brest pour cette circonstance et pas peu fiers étaient les membres du comité local d'organisation qui y voyaient une forme de consécration internationale. À l'équipe brestoise d'origine, vint se joindre le professeur Pierre Lehn qui apporta sa précieuse contribution au laboratoire. Son action fut sans aucun doute déterminante pour le choix de notre bonne ville bretonne et non de telle autre ville de France qui briguait cette réunion prestigieuse.

La mucoviscidose, devenue une énorme source de travaux de recherche, de réflexion donna à Nadine l'occasion de rédiger un ouvrage très remarqué sur la répartition de cette maladie dans notre région et ce document représente une référence absolument passionnante pour qui veut en savoir davantage dans le domaine.

SÉLECTIONNER DE FUTURS SOIGNANTS

Dans une vie de parent d'enfant malade, investi dans un rôle associatif, il est une dimension que je n'avais jamais imaginée. Elle consiste à auditionner des candidats au concours pour le passage en deuxième année de faculté de médecine…

Effectivement, la réforme récente des études de médecine conçut toute une série de dispositions destinées à ouvrir la voie de la deuxième année de médecine à des étudiants, selon des critères bien définis et mis en application depuis l'année 2020.

Si certains candidats sont admis directement au terme de la première année de PASS, d'autres en revanche doivent satisfaire à deux épreuves orales, tout comme les étudiants en LAS qui souhaitent accéder à la deuxième année de médecine.

Ces épreuves orales se déroulent devant un jury composé de onze membres issus des différentes spécialités enseignées, médecine, odontologie, maïeutique, pharmacie, kinésithérapie, sciences humaines, chimie et d'un représentant d'association d'usagers. Certains sont professeurs d'université, d'autres, médecins, chirurgiens, kinésithérapeutes ou sociologues et tous ont une obligation absolue de réserve sur les candidats et leurs prestations.

À ce titre, je fus enrôlé dans un jury dont la mission sera de choisir ou d'éliminer des candidats sur la base de deux productions orales personnelles. La première consiste à présenter en cinq minutes une synthèse d'un article de médecine tiré au sort dans un échantillon de vingt-cinq excellentes communications publiées par l'Académie Nationale de Médecine et portant sur des sujets très variés mais strictement médicaux. À l'issue d'une présentation, le candidat est soumis à un questionnement de dix minutes émanant des membres du jury à raison de trois, quatre à cinq questions. Les réponses du candidat sont scrupuleusement évaluées par l'ensemble des membres du jury pour aboutir à une appréciation unique qui sera consignée par le président du jury.

Cette étape constitue la première phase des épreuves orales, la seconde phase est plus spécifiquement orientée sur la personnalité du candidat afin qu'il présente son projet personnel et qu'il arrive à convaincre le jury de la pertinence de cette ambition qui le nourrit.

Cette seconde épreuve, bien plus personnelle, implique très directement le candidat. Il doit, en cinq minutes, se présenter, faire valoir ses choix et montrer sa détermination avant de répondre au feu roulant des questions des membres du jury. Elles auront pour but de pousser le candidat dans ses retranchements tout en gardant une bienveillance : le jury n'a pas mission à « enfoncer » le candidat. Bien au contraire, il cherchera à découvrir les facettes qui feront de ce candidat un futur soignant bien à sa place et tout à fait disposé à exercer un métier orienté vers autrui dans la souffrance et le besoin d'aide.

Voilà donc un exercice particulièrement ardu d'écoute et de discernement qui place chaque membre du jury devant une énorme responsabilité. Elle ouvrira ou fermera la porte d'un avenir idéalisé à de jeunes étudiants, tous extrêmement motivés et au demeurant brillants au cours de leur parcours antérieur au lycée.

J'ai, pour ma part, été frappé par la belle jeunesse que recèle le monde universitaire orienté vers les métiers de la santé. J'y ai découvert des jeunes déterminés et très matures malgré leur jeune âge, faisant de leur objectif professionnel un but absolu qu'ils veulent atteindre à tout prix.

Je pense qu'il y a bien d'autres filières qui nourrissent les mêmes ambitions chez d'autres jeunes à travers les écoles diverses et variées qui proposent des choix professionnels tout aussi attractifs en fonction des appétences de chacun.

Mais je suis certainement convaincu qu'il reste quantité de jeunes sur le bord du chemin en raison de facteurs intrinsèques, familiaux, sociétaux ou tout simplement en raison d'un manque de motivation liée à une absence de proposition pertinente à un moment ou un autre, dans le parcours initial de scolarisation…

La lutte contre la mucoviscidose s'organise au plan national

Mon récit serait très largement incomplet sans la relation de ce que représente cette lutte au plan national ; comment pourrait-on croire que ce combat est limité à la seule région Bretagne ?

Très vite, je compris que cette maladie qui m'était totalement inconnue avant 1978 devait avoir des porte-paroles un peu partout dans le pays. En adhérant à l'Association Française de Lutte contre la Mucoviscidose, je découvris une structure savamment organisée autour d'un conseil d'administration, avec des relais grâce aux délégations régionales dont celle de Bretagne.

En fin des années 1970 et au début des années 1980, le président de l'époque, Jean-Louis Gilliéron, entouré d'un vice-président, d'un secrétaire et d'un trésorier menait l'action avec conviction et les médecins qui siégeaient à ses côtés étaient aussi ceux qui ont porté cette association sur les fonts baptismaux en 1965. Ils s'appelaient notamment Hennequet, Feigelson et d'autres qui les ont rejoints. Quelle énergie fallut-il pour lancer cette aventure à partir d'un néant, d'une ignorance collective !

C'est petit à petit que les rangs de l'association s'étoffèrent et quelle obstination fallait-il pour continuer à œuvrer dans le désert !

Des parents, des bénévoles, des sympathisants vinrent renforcer les rangs et une étape fut franchie quand l'association trouva le gîte au boulevard Saint-Michel. Hébergée par le comité de lutte contre le tabagisme, l'AFLM continua de grandir au point de pouvoir recruter une personne salariée à mi-temps.

Cette opportunité contribua au développement croissant de l'association et des bénévoles très actifs, très engagés, œuvrèrent avec une détermination qui permit de faire rayonner l'association sur le territoire national.

Ils étaient parents, tels Michel Favier, Michel Soublin, Rémi Bihan et tant d'autres. Ils étaient encore sympathisants comme Françoise Lauras, le général Le Vaccon, tous ancrés dans l'action de l'association et utilisant leurs forces, leurs carnets d'adresses, au service d'une cause qui les réunissait très fraternellement. Il m'est impossible de citer tous ceux qui étaient mobilisés, mais ces personnages ont vraiment façonné cette association qui deviendrait, au fil du temps, une référence incontournable dans le paysage associatif pour défendre les intérêts des patients atteints de cette maladie.

Les années passèrent, l'AFLM grandit, se dota des moyens de collectes de fonds. Elle s'étoffa au point de voir l'effectif salarié devenir très insuffisant pour répondre aux diverses sollicitations, émanant de toutes les régions et aussi des centres hospitaliers assurant la thérapeutique des malades. La documentation, la communication devinrent une tâche essentielle et s'avérèrent extrêmement utiles afin de sensibiliser les familles, les patients, les soignants mais aussi l'opinion publique à une pathologie qui devait sortir de l'ombre.

Peu à peu, l'activité croissant, les locaux du boulevard Saint-Michel devinrent trop exigus et il fallut alors quitter ce beau quartier pour s'installer au 33e et dernier étage d'une tour du boulevard Masséna, dans le treizième arrondissement. Situation bien singulière avec un ascenseur qui grimpait au 32e et qui vous laissait gravir le dernier étage au moyen d'un escalier parfois squatté par des sans-abris du quartier.

Une plateforme de bureaux et de salles de réunion devait faire face aux besoins du moment. En ces lieux, l'association se professionnalisa en se dotant de salariés spécialisés dans le domaine médical, social et celui de la communication pour constituer une véritable équipe pluridisciplinaire. Un directeur devint nécessaire pour coordonner les actions salariées, et bon an mal an, les besoins en personnel se firent plus pressants en raison du succès que rencontrait l'association. Elle devait faire face à de multiples sollicitations dans des domaines qui effectivement requéraient des compétences pointues.

C'est alors que se posa encore une fois la question de l'exiguïté des locaux en raison des activités toujours plus envahissantes de l'association. Le parti fut pris de déménager, une nouvelle fois pour bénéficier de locaux plus fonctionnels et mieux situés, rue Bobillot toujours dans le treizième arrondissement. Cette implantation verrait les effectifs salariés croître dans des domaines très spécialisés et en parallèle, le succès des Virades de l'Espoir fit connaître l'association tout comme il contribua à accroître ses moyens financiers. Ce fut donc la période où la professionnalisation des moyens du siège de l'Association Française de Lutte contre la Mucoviscidose se posa comme étant devenue une nécessité pour faire face aux besoins qui émergeaient des régions.

Qu'il s'agisse du domaine scientifique, médical, qualité de vie ou communication, chaque département vit une activité de plus en plus intense se développer et gagner en pertinence pour le plus grand bonheur des patients, des familles et des centres de soins.

Cette croissance, qui se manifestait avec une certaine effervescence, engendrait assez naturellement la nécessité d'un plus grand nombre de bureaux pour y loger des salariés et de salles de réunion pour recevoir les différentes instances de l'association. Compte tenu des besoins nouveaux qui s'exprimaient, l'exigence de trouver encore une fois des locaux plus grands et plus adaptés au fonctionnement global de l'AFLM s'imposa.

Un nouveau déménagement s'opéra vers des locaux qui appartiendront à l'association, rue de Tolbiac, non loin de la rue Bobillot. Ces salles largement dimensionnées, au prix d'un aménagement savamment étudié, apportent alors une forme de rationalité pour le quotidien des salariés. Les capacités d'accueil sont à présent quasi satisfaisantes pour les réunions des différentes structures associatives.

Ces locaux, devenus propriété de l'association, offrent l'atout d'être relativement proches d'une station de métro et à deux pas de la place d'Italie dans le treizième arrondissement. Les personnels salariés bénéficient de conditions de travail satisfaisantes même si, parfois, il paraît nécessaire de pousser les murs car les programmes d'occupation des salles sont complexes à gérer.

Toute cette logistique de travail en perpétuelle évolution fut le fruit de la réflexion des salariés de l'association, depuis la direction jusqu'aux échelons d'exécution en lien avec les instances décisionnaires que sont le Conseil d'Administration et son bureau. Le rôle des directeurs et directrices de l'association apparut important dans ces phases de mutation qui engageait considérablement l'avenir de cette belle association. Hervé Garrault, Philippe Amiet, Elisabeth Mahé-Tissot, François Fallouey, Clotilde Mallard et Thierry Nouvel incarnèrent ces personnages qui furent à la charnière des différentes évolutions logistiques de l'AFLM jusqu'à l'appellation « Vaincre la Mucoviscidose » en 2001. Chacun, en son temps, et à sa place, eut à accompagner les structurations des différents départements qui ne cessèrent jamais de connaître de nouvelles missions, de nouvelles exigences nées des besoins exprimés par les adhérents.

Chaque département fut conçu selon un modèle reproduit par les différents secteurs. Sa mission fut organisée autour d'un noyau salarié placé sous la responsabilité d'un directeur ou d'une directrice et accompagné d'un conseil devenu statutaire pour toute la partie militante de l'action de ce département.

Les directeurs de département portèrent la responsabilité de la mise en œuvre des orientations que le conseil d'administration aurait élaborées, sur la base des recommandations et suggestions émises par les différents conseils statutaires spécialisés.

Je ne me lancerai pas dans l'énumération des différents responsables salariés avec lesquels j'eus le plaisir de travailler ou d'échanger, l'exercice en serait fastidieux et comprendrait certainement des lacunes.

Quelques personnalités sont présentes à mon esprit et je veux citer Dominique, Odile, Myriam, Sarah, Elisabeth, Fereuze, Michèle, Roselyne, Katia, Stéphane, Sabine, Yves, Franck, Nadia, Rajah, Pauline, Ginette, Sophie, Romain, Séverine, Amandine et bien d'autres que j'ai côtoyés au fil de ces longues années au service de l'association. Je ne peux oublier l'énorme investissement de Féreuze, au profit de Sarah, la fille de Christèle et Olivier à l'occasion de la transplantation pulmonaire de cette patiente de 18 ans. Cet investissement me mobilisa fortement pendant mon séjour en vacances, assurant la liaison entre la famille et l'assistante sociale de l'AFLM. J'étais très proche quotidiennement de cette famille qui subissait un ouragan de pression extraordinaire.

Et que dire des militants, des bénévoles qui, au plan national, furent des compagnons de combat. Nous partagions des idées, confrontions des opinions. Ils contribuèrent à construire toute une action associative reconnue par tous, parents et patients, tout comme les partenaires, les interlocuteurs institutionnels et les autres associations.

Des militants engagés, comme Gérard, Christiane, Monique, Noël, Joëlle, Sylvie, Benoît, Sylvia, Bernard, Dominique, Jean-Yves, Noëlle, Elisabeth, Claire, Clément, Jean, Catherine, Daniel, Nicole, André, Huguette, Maïté, et toutes ces femmes et ces hommes engagés pour une cause qui leur tenait à cœur, concernés directement ou indirectement, donnèrent beaucoup de leur énergie et de leur talent pour ce combat qui les mobilisait sans limites.

Je souhaite tout particulièrement saluer ici l'engagement des présidents successifs de l'association tels Jean-Louis Gilliéron, Michel Favier, Albert-Gérard Logeais, Jean Lafond, Patrick Téjédor, Pierre Guérin, tous parents d'enfants atteints de mucoviscidose, Pierre Foucaud, pédiatre, responsable d'un CRCM et enfin David Fiant, premier patient à devenir président.

Aux côtés de Vaincre la Mucoviscidose, l'Association Grégory Lemarchal, du nom de ce chanteur à la voix d'ange, est souvent associée aux projets de recherche et son soutien aux patients est particulièrement apprécié. Il faut rappeler que Grégory est décédé en 2007, à l'âge de 23 ans. Ses parents et sa sœur notamment poursuivent un combat acharné contre la maladie. Les actions d'amélioration de l'environnement hospitalier ont fait de cette association un partenaire essentiel de la qualité de la prise en charge des patients avec en point d'orgue la Maison Grégory Lemarchal à l'hôpital Foch à Suresnes, lieu où sont réalisées de nombreuses transplantations pulmonaires.

Au total, Vaincre la Mucoviscidose est une grande association qui réussit à faire des exploits formidables. Je ne juge pas nécessaire de rappeler les dates de ces exploits mais d'en énumérer les contenus dans un ordre tout à fait quelconque.

La prise en charge à 100 % des frais de soins par l'assurance maladie fut la première étape victorieuse. Ce fut vraiment le signal de départ de la reconnaissance institutionnelle du caractère gravissime de cette maladie qui emportait les enfants dès leur tout jeune âge dans la seconde moitié du 20e siècle.

La reconnaissance de l'utilité publique scella le sérieux de notre association qui rejoignait ainsi la cour des grands. Les services fiscaux se firent généreux à l'égard des donateurs, en leur accordant une remise d'impôt sensiblement égale aux deux tiers du montant du don consenti, lequel est sous le label « don en confiance ».

Les soignants s'inspirèrent des politiques thérapeutiques émanant de pays plus pertinents et les adoptèrent dans la prise en charge de la maladie. La pratique danoise notamment consistait à faire subir aux patients des cures itératives trimestrielles d'antibiothérapie. Elles se substituaient alors aux pratiques qui conduisaient à ne recourir à ces antibiothérapies qu'à l'occasion de symptômes manifestes. Cette méthode présentait l'avantage de se positionner dans une démarche non seulement curative mais surtout préventive, ce qui préservait quelque peu le patrimoine pulmonaire des patients.

Plus tard, l'association fit sienne la politique anglo-saxonne qui consistait à éviter les contacts entre patients. En effet, jusqu'à une époque ciblée en fin des années 80, la cohabitation des patients ne posait aucun problème a priori. Les enfants pouvaient vivre ensemble dans les salles de jeux lors des séjours à l'hôpital ou dans des dortoirs communs à l'occasion de vacances à la neige, à la mer, tous lieux où ils pouvaient effectivement partager les microbes. L'expérience anglaise mit en évidence ce danger extrêmement périlleux et il fut reçu comme un grand coup de massue. Cette information eut comme conséquence directe pour l'association de prescrire des mesures très strictes en matière de contaminations croisées, risquant d'entraîner des infections dont chacun se passe bien volontiers.

Cela fut une étape extraordinairement importante et qui percuta nos pratiques de réunions et d'assemblées générales en exigeant le port de masques, l'utilisation de gel hydroalcoolique et le maintien à distance des patients entre eux… Tiens donc !

Le temps des chirurgiens vint avec les premières transplantations pulmonaires, cardio-pulmonaires, hépatiques, rénales. La communauté médicale voyait en ces techniques des espoirs fabuleux mais qui rencontraient des difficultés compte tenu du caractère particulièrement infectieux des terrains à greffer.

Il fallait de l'entêtement et du soutien pour que les médecins et les chirurgiens parviennent à mettre les patients dans des conditions qui rendraient cet exploit accessible.

Miracles, renaissances, on entendait ces mots dans la bouche des patients qui subissaient avec succès ces opérations présentées jusqu'alors comme des défis quasi insurmontables !

L'association, portée par la demande des patients qui voyaient dans cette solution le recours ultime vers une survie, prit le parti d'encourager les équipes de transplantations qui se lançaient dans cette aventure réputée un peu folle à l'époque ou, tout au moins quelque peu teintée d'audace. Depuis quelques années, la technique canadienne de reconditionnement des greffons permit un progrès majeur en augmentant le nombre de greffes.

À ces défis médicaux, il fallait répondre par des moyens financiers pour encourager les pionniers. Ce fut aussi l'époque où le développement de la collecte de fonds connaîtrait un essor spectaculaire grâce aux Virades de l'Espoir dont le nom était propriété de l'AFLM. En peu de temps, c'est par centaines que se comptaient les manifestations sous cette appellation.

Dans la période émergea également le concept du green de l'Espoir qui voit des compétitions par dizaines s'organiser dans maints et maints clubs de golf, encore sous marque de fabrique AFLM, rassemblant plusieurs milliers de sportifs désireux de participer à l'effort de collecte en se faisant plaisir.

L'AFLM peut aussi s'enorgueillir d'avoir porté le projet d'accueil individualisé (PAI) dans le domaine scolaire, mais cet événement a déjà été relaté en détail plus haut. La pertinence de cette disposition fut renforcée par la présence, au sein de l'équipe salariée du siège, d'un enseignant détaché de l'éducation nationale afin d'aider les familles à conclure le dispositif au profit de leur enfant malade.

De la même façon, les documents relatifs à la Maison Départementale des Personnes Handicapées devinrent particulièrement complexes. Leur vulgarisation au moyen d'un diaporama en direction des délégués fit l'objet d'un long travail qui, à ce jour, demande à nouveau d'être réactualisé en raison de l'évolution de la législation sur le handicap. Que de temps passé à « décortiquer » les arcanes de ces dispositifs plutôt décourageants ! À croire que la complexité est introduite pour une certaine forme de dissuasion !

Autres grandes réussites à l'actif de Vaincre la Mucoviscidose : la création des centres de Ressources et Compétences pour la Mucoviscidose (CRCM) et le dépistage néonatal généralisé en France pour cette maladie, les deux événements étant intimement dépendants. Cette révolution s'opéra avec la création de ces deux dispositifs. Bien d'autres associations jalousèrent fortement ce succès, qui faisait de la mucoviscidose une maladie pour laquelle les pouvoirs publics mettaient véritablement la main à l'escarcelle.

L'association est à l'origine de nombreuses rencontres thématiques ciblées comme les grands-parents, la fratrie, le deuil, les rencontres annuelles des patients adultes, la kinésithérapie, etc., afin de répondre aux besoins des familles.

Au fil du temps, grâce à l'émergence de médicaments nouveaux, au suivi personnalisé et organisé par le biais du registre de la mucoviscidose, la population des patients voit l'espérance de vie croître (à raison de quasiment un an par an) pour arriver bien au-delà des cinquante ans aujourd'hui. À tel point qu'en 2021, les patients adultes représentent 54 % de la population des malades. Le dernier registre mentionne des patients désormais grands-parents et la pyramide des âges des patients montre que les plus âgés atteignent 81 ans !

Il restait à percer le mystère de cette maladie. La découverte du gène voici plus de trente ans sonna le top départ d'une course qui allait s'annoncer très rapide, du moins le croyait-on ; mais elle s'avéra finalement bien plus longue même si aujourd'hui, grâce aux travaux des docteurs Jean-Paul Mornon, Isabelle Callebaut et Pierre Lehn, c'est le laboratoire américain Vertex qui obtient les avancées les plus prometteuses. Le fonctionnement de la protéine est modifié de façon à restaurer la circulation des ions chlorure et sodium à travers la cellule. Cette action aboutit à une amélioration très substantielle de la qualité de vie des patients pour ceux qui peuvent accéder à ces nouveaux traitements. Le caractère très spectaculaire des effets de ces molécules administrées en trithérapie a pu donner lieu à des modifications radicales des conditions de vie de certains patients, allant jusqu'à différer voire annuler purement et simplement, l'éventualité d'une transplantation pulmonaire…

Ces modulateurs répondent aux doux noms de Kalydéco®, Orkambi®, Symkévi® et Kaftrio®.

Pour sa part, Véronique eut la chance de participer à l'essai clinique de l'Orkambi®, ce qui lui permit de gagner de précieuses années. Cela ne l'a pas empêchée de décompenser gravement en septembre 2020 au point d'être rapatriée sanitaire depuis l'hôpital de Bastia jusqu'au CRCM de Roscoff, en détresse respiratoire majeure avec quatre litres d'oxygène par minute jour et nuit durant trois semaines.

Cette aggravation subite avec un volume expiratoire maximum par seconde (VEMS) descendu à 35 % après une semaine d'hospitalisation à Bastia et dix jours à Roscoff permit que le Kaftrio® lui soit administré à titre compassionnel après avoir essuyé plusieurs refus avant cet événement grave. Mais l'obstination des médecins de Roscoff fut déterminante pour Véronique. L'accès à cette thérapie peu avant Noël et après une attente interminable fut son plus beau cadeau entraînant des larmes de joie pour la famille et les soignants de Roscoff. S'est ajoutée une forte nostalgie à l'égard de Mijo qui ne vit pas cet aboutissement.

Pour Véronique, les aspects très positifs du Kaftrio® sont bien là mais ce produit génère aussi de nombreux effets secondaires, non encore maîtrisés, minorant peut-être l'impact positif de ce modulateur présenté comme médicament miracle. Cela contrarie l'espoir de pouvoir consacrer davantage de temps à mes aînés et leurs familles, car la charge de soins reste trop lourde à ce jour.

Pour mémoire, Véronique passa dix années de sa vie à l'hôpital en cumulant les différents séjours dont six mois d'affilée en fin d'année 2020 et début 2021 !

Tous les patients ne sont pas logés à la même enseigne. Seulement les porteurs de certaines mutations bien définies sont potentiellement éligibles à ces nouvelles thérapies. Les patients qui sont porteurs de mutations rares restent sur le bord du chemin, comme ceux qui ont été transplantés. Le combat est donc loin d'être terminé et de nombreux défis sont encore devant nous. C'est tout le sens qu'il faut donner à un engagement qui doit rester vivace pour que tous enfin puissent bénéficier de cette victoire que nous recherchons avec ardeur depuis si longtemps.

Je suis très heureux de voir arriver enfin une solution qui agit sur la cause de la maladie pour 80 % des patients, depuis le 3 juillet 2021, date de son remboursement par l'assurance maladie. Une formidable issue après une longue bataille de plus de quarante ans. J'espère que pour Véronique, l'application de ce traitement permettra d'envisager la reprise de l'éventration évoquée plus haut pour mettre un terme à un complexe.

J'espère que ce traitement sera bénéfique pour tous les patients et notamment ceux que je connais. Une autre version et des pistes sur l'ARNm sont en essai clinique. Mais, j'ai une pensée très émue pour toutes celles et tous ceux qui ne purent accéder à cette thérapeutique novatrice à quelques jours, semaines, mois ou années près. J'ai en mémoire plus d'une centaine de patients, partis trop tôt, que j'ai accompagnés et je veux croire que ma compassion à l'égard de leur famille apporte un peu de réconfort à chacun.

Actuellement, mon engagement local est orienté vers la diffusion des informations à caractère national car il me semble essentiel que l'information arrive au plus vite à tous les adhérents en attente d'avancées scientifiques, médicales et sociales. Je poursuis une mission nationale auprès de la Commission des Aides Financières afin d'apporter, aux patients et à leur famille, les soutiens financiers et moraux inscrits à l'Article premier de nos statuts.

PASSATION, ÉNORME SECOUSSE !

Ce 25 mai 2018 fut le jour du décès de ma chère Mijo et aussi la veille du jour de notre assemblée territoriale qui devait se tenir le samedi à Morlaix ainsi qu'il en était l'usage depuis quelques années. Évidemment, nous nous soustrayions à cette réunion qui devait voir ma succession à la délégation vers la seule candidate.

S'agissant des heures qui suivirent ce décès tant redouté, nous nous attelâmes à l'élaboration de cet hommage que nous voulions simple et illustré de ces quelques instants qui marquèrent toute la vie de Mijo. Une cérémonie et un recueillement nous rassemblèrent dans notre église paroissiale où nous avions apporté tant d'énergie et tant de convictions profondes. Jacques, en maître de cérémonie, avait tout simplement les mots les plus justes, les plus affectueux que nous pouvions espérer. L'innombrable assemblée, à nos côtés, nous apporta un soutien très appuyé tant par l'émotion qu'elle générait que par la densité et la pesanteur du chagrin collectif que nous éprouvions en ces instants d'adieu. De très nombreux prêtres étaient présents dans le chœur et dans l'assemblée.

Nombreux au cimetière ! Tout autant à l'hôtel du bois à Sainte-Anne du Portzic, où nous choisîmes résolument de rassembler nos plus proches pour évoquer, en petit comité, tout ce qui nous reliait à cette chère Mijo qui nous laissait dans une peine insondable. C'est sans aucun doute de bonne tradition de se retrouver après l'inhumation dans nos contrées mais je dois avouer que ce temps de retrouvailles avait une saveur affective toute particulière, réunissant dans la plus grande simplicité, nos familles et amis.

Quelle épreuve ! Quelle douleur ! Tout à la fois infiniment intime et si abondamment partagée, un peu comme la sensation de faire corps avec celles et ceux du dernier voyage !

La souffrance ne s'efface pas par magie, elle demeure forte et malgré tout la vie s'empare de chacun pour poursuivre un chemin qui lui est propre. Je dois avouer que la simple idée de rester prostré avec une attitude totalement fermée aurait été de nature à fâcher cette chère épouse qui aurait sûrement attendu de moi que mon chemin ne se heurte pas à cette immense douleur.

À vrai dire, je sentais confusément que la force militante que nous avions partagée devait continuer à œuvrer, raison pour laquelle je conservais l'idée de rester actif au sein du bureau territorial que je venais de délaisser entre des mains plus jeunes.

Hommage

Après un été que nous habillâmes de couleurs méditerranéennes à deux reprises, après avoir rendu visite aux amis qui n'avaient pu venir aux obsèques, la vie associative reprit son cours avec son lot de manifestations, Virades de l'espoir et autres événements destinés à la collecte de fonds. Il était apparu nécessaire de réunir le bureau territorial comme c'en était l'usage après l'assemblée territoriale et les manifestations automnales.

Rendez-vous fut pris pour le vendredi 26 octobre 2018. Le lieu habituel de Morlaix où nous nous réunissions régulièrement pour ce type d'activité, étant indisponible, nous dûmes opter pour une rencontre qui se tiendrait à l'Escale à proximité de l'aéroport de Guipavas.

Dont acte !

À mon arrivée, Isabelle, la propriétaire des lieux m'indiqua une petite salle voisine dans laquelle se tiendrait notre réunion et me fit savoir que dans son établissement se tiendrait en cette même soirée une fête familiale pour un anniversaire.

Re dont acte !

Notre réunion se déroula de manière tout à fait sereine ; à un moment donné, Isabelle fit irruption dans cette salle de réunion et m'interpella en me signalant que quelqu'un cherchait à me joindre d'urgence ! J'en fus tout surpris car je ne voyais pas bien la raison pour laquelle on me cherchait dans cet endroit où personne ne pouvait connaître ma présence.

Je sortis de la salle de réunion et entrai dans l'espace contigu au bar, à l'entrée de la salle du restaurant et là ! Surprise ! Annick, Marie-Jo et Marie Thérèse me saluèrent et je posai alors la question : « Qu'est-ce que vous faites là ? » Leurs sourires complices me firent sans doute écarquiller les yeux et tournant la tête, j'aperçus l'un de mes petits-fils ! Que pouvait-il faire là ? Et petit à petit, je découvris une foule de têtes amies et je sursautais de surprise à chaque nouveau visage rencontré. Je mis un temps fou à comprendre ce qui se passait et je finis par être submergé par l'émotion face à tant de rencontres surprises.

Tous ceux qui étaient là ont une place privilégiée dans mon cœur : famille, enfants, petits-enfants, amis, membres de l'association et de multiples partenaires. Tous furent là à mes côtés au terme d'une opération menée de main de maître par Jacques, Annie, Véronique, et Chantal, les artisans de cette fête totalement inouïe dont je ne me remets toujours pas.

Quelques-uns pensaient que j'avais su ce qui se préparait et que je jouais admirablement la comédie de la surprise, mais que nenni ! Je n'en savais rien et de plus je n'ai aucun talent pour la comédie…

Une telle fête, rassemblant tant de monde, avait exigé un travail de longue haleine que je n'avais jamais, ô grand jamais, imaginé !

Les détails de cette réalisation ne me sont pas tous connus mais j'appris longtemps après qu'il était prévu le 26 mai 2018, jour de la passation de responsabilité entre la nouvelle déléguée et moi-même, et que je ferais l'objet d'un hommage formel dans le strict cadre de cette assemblée territoriale.

Paola, directrice du département scientifique, était porteuse d'un message très officiel de l'association pour saluer mon action au fil des années passées et une médaille de Vaincre la Mucoviscidose devait m'être remise ce jour-là, en guise de reconnaissance.

Mais le décès de Mijo contraria ce projet et la nouvelle déléguée suggéra que mon engagement fasse l'objet d'une mention particulière lors d'une prochaine réunion du bureau territorial. Jacques en tant qu'organisateur de génie eut l'idée de cette soirée surprise. La concrétisation du projet fit l'objet de contacts étroits, pluriquotidiens parfois entre Jacques et Véronique et le résultat fut époustouflant : 128 personnes de toutes les parties de la Bretagne et de tous les milieux tinrent à être présentes autour de moi dans cette circonstance tellement incroyable !

Ce même jour, dans l'après-midi, Eliane, l'épouse de Rémi, était inhumée à l'issue d'une cérémonie religieuse en l'église de Locarn. Dans l'assemblée, j'y retrouvai Daniel et Etienne qui connaissent bien Rémi et nous échangeâmes quelque peu sur la circonstance qui nous réunissait à Locarn, ainsi qu'il en est l'usage à l'occasion d'obsèques.

Quelle ne fut pas ma surprise de retrouver ces deux personnages à Guipavas le soir même, tous deux ayant tu la future rencontre en cours de préparation à mon intention et surtout à mon insu.

Avec Véronique, membre du bureau territorial comme moi, nous avions convenu que nous nous retrouverions à l'Escale le soir afin que je n'aie pas à revenir de Locarn jusqu'à la maison pour en repartir aussitôt. Sachant ce qui allait se passer en soirée, elle m'invita avant de partir à Locarn, à revêtir une veste portant le liseré rouge de la Légion d'honneur et à changer de chaussures « pour les obsèques » par respect pour Rémi et son épouse. Je n'en voyais pas la raison, mais j'accédais à sa demande !

Quelle soirée ! Tant de discours ! Tant d'expressions de personnes absentes et relayées par les membres de la délégation ! Beaucoup d'émotion à l'écoute de ces propos, mais bien davantage encore devant la présence de toutes ces personnes avec lesquelles j'avais écrit une ou des pages de vie. Elle me manqua beaucoup, ma chère Mijo avec laquelle j'aurais dû partager cet hommage hors normes !

J'eus la chance de consulter mon cardiologue quelques jours plus tôt et je me savais en pleine possession de mes moyens dans ce domaine mais je dois avouer qu'une émotion aussi forte que celle vécue ce jour-là aurait bien pu me conduire ad patres ! Sachant le bon état cardiologique, et hésitant pour garder le côté « surprise » de la soirée, Véronique en informa Jacques, ils maintinrent donc le suspense.

Les médecins que j'avais connus dans le cadre de la mucoviscidose étaient là, Michel Jehanne, Gilles Rault, Jean-Marie Le Fur, Michel Dagorne, Claude Férec, Tristan Montier, Geneviève Héry-Arnaud, Virginie Scotet et aussi Irène Frachon qui avait double casquette comme soignante très dévouée de Véronique et moi-même. Manquaient Daniel Théau, en déplacement, et les médecins en exercice du CRCM de Roscoff, ces praticiens étant dans l'impossibilité de quitter leur mission.

Rares étaient les personnes invitées qui déclinèrent ladite invitation. Seulement, des amis en déplacement ou ayant convenu d'un autre engagement furent absents. La jauge de l'établissement ayant été largement dépassée pour cette soirée festive, où les buffets et autres coins bars furent extrêmement bien préparés et surtout bien honorés. Véronique et Jacques auraient souhaité inviter bien plus largement mais furent limités par la taille de la salle. Ce fut un crève-cœur de choisir.

Les temps qui suivirent cette soirée absolument extraordinaire furent marqués du sceau de la vie ordinaire, et somme toute bien ordonnée avec les joies et les petites misères qui jalonnent la vie de chacun. Nous concernant, les séjours en Méditerranée seraient les bienvenus pour notre plus grand plaisir. Mais ce corona virus qui surgit en fin d'année 2019 avec une réelle émergence en mars 2020 nous conduisit à adopter les mesures barrières qui s'imposaient à toute la population.

Notre séjour en Corse en début d'été 2020 se déroula correctement ; Véronique et moi nous en revînmes, pleins d'énergie comme il en est d'usage au terme d'un séjour de plusieurs semaines sur cette île que nous affectionnons tout particulièrement.

Au point que l'idée d'un second séjour, en fin août, nous séduisit fortement.

Mais c'était sans compter avec une difficulté passagère et inattendue pour Véronique qui connut alors une sévère hypoxie que l'apport massif d'oxygène ne parvint pas à résoudre. L'hospitalisation à Bastia s'avéra incontournable avec une mise sous antibiothérapie par voie intraveineuse. Rien n'y faisait, la situation se dégradait fortement et rapidement. Manifestement, les compétences du centre hospitalier de Bastia montraient des limites qui plaidaient pour un rapatriement sanitaire à Roscoff.

Décision actée le vendredi, mais la mise en œuvre se révéla bien complexe en raison des stipulations des contrats d'assurance, après le refus de l'assurance liée à la carte bancaire, et ce fut très tardivement que nous entrevoyions la possibilité d'un transfert au moyen d'un avion sanitaire via le contrat d'assurance voiture, ce qui se concrétiserait par l'utilisation d'un jet luxembourgeois piloté par des pilotes français, accompagnés d'un médecin et d'un infirmier allemands.

Qu'il fut complexe de mettre en œuvre cette démarche qui nécessitait que la fièvre fût tombée, un test vis-à-vis du Covid, qui requérait l'assentiment du centre de Perharidy, des médecins de Bastia, et l'accord du service médical de la compagnie d'assurance. Bref, il fallait réunir toute une série de conditions pour autoriser enfin l'emport vers Roscoff de Véronique. J'étais terrorisé tant son état était dégradé !

Le mardi enfin, le transfert fut programmé après maints échanges de mails, SMS et appels téléphoniques…

L'avion embarqua Véronique placée sous surveillance de l'équipe médicale évoquée plus haut. Son arrivée à Roscoff à 15 heures marqua pour moi la fin d'une aventure périlleuse. Je la savais entre de bonnes mains compétentes qui la connaissent bien. De mon côté, je parvins à trouver un vol qui me ramènerait de Bastia à Nantes où nous avions laissé la voiture. Je dois avouer que mon atterrissage à Nantes à 15 heures, au moment où Véronique était prise en main à Roscoff me soulagea beaucoup, le trajet Nantes-Brest étant devenu une formalité.

Mais quelle angoisse ! Quelle frayeur devant cette situation qui exigeait que Véronique reçoive 4 litres d'oxygène par minute 24 heures sur 24 !

Les jours passèrent, la situation demeurait très incertaine et mes trajets quotidiens vers Roscoff ne furent pas plus rassurants durant plusieurs semaines. Ce furent toute la ténacité de l'équipe soignante et le dévouement des personnels qui entourent les patients de Roscoff qui feraient que, petit à petit, l'apport d'oxygène diminuait, preuve d'un léger mieux. Après dix jours à Roscoff, elle était à 35 % de VEMS.

L'équipe soignante, médecins en tête, se mobilisait avec une énergie folle pour la tirer de ce mauvais pas et les tentatives répétées pour obtenir la mise en œuvre de la nouvelle trithérapie se soldèrent par des refus qui parvinrent à atteindre le moral de Véronique. Cela provoqua aussi l'incompréhension des médecins qui pensaient tout à fait justifiée l'attribution de ce médicament à cette patiente qu'ils avaient en charge depuis plus de trois mois. Intraitable, le laboratoire qui met à titre compassionnel ce médicament au service de patients fortement dégradés, se laissa finalement convaincre, grâce à la persévérance des docteurs Ramel et Le Bihan, vers la mi-décembre 2020 et les effets connus se produisirent avec notamment la très grande rapidité de la vidange bronchique. L'accroissement de la capacité respiratoire tant vanté par tous ceux qui avaient bénéficié du traitement s'avéra une réalité objectivée par les examens physiologiques mis en œuvre.

Il fallait parfaire cette amélioration en mettant en œuvre des activités de réhabilitation respiratoire et musculaire qui se dérouleraient sur deux gros mois pour aboutir à une sortie d'hôpital en fin février, avec un VEMS remonté à 65 %. Mais elle restait essoufflée en raison de la fonte musculaire due aux 20 ans de corticoïdes et d'une insuffisance rénale due aux antibiotiques néphro-toxiques trop fréquemment utilisés en attendant cette trithérapie. Elle put se libérer de l'oxygène et arrêter les corticoïdes. Un épisode particulièrement long sur six mois au cours desquels mes allers et retours à Roscoff me firent parcourir près de vingt mille kilomètres, soit quasiment un demi-tour du monde ! Je n'oubliais jamais que le moral est une petite lumière qui, si elle s'éteint, peut tout faire vaciller et mon rôle fut de la maintenir la plus vaillante possible malgré la Covid qui m'imposait des contraintes supplémentaires.

Quel bonheur, après ce séjour, de pouvoir nous retrouver à Kerzudal, en configuration familiale mais vécue strictement malgré les gestes barrières prescrits par les autorités sanitaires !

Peu à peu, reprenant ses marques, Véronique retrouvait les aspects de la vie toute différente de celle vécue six mois durant à Perharidy. Mais que ce fut compliqué de reprendre des forces, du muscle et de vaincre la fatigue ! Les séances de musculation, les exercices visant à assouplir et renforcer le tissu musculaire, les nombreuses interventions de professionnels spécialisés dans la rééducation et la réhabilitation à l'effort suivaient un rythme soutenu que ponctuèrent des plages de repos rendues nécessaires tant était violent l'effort accompli par Véronique chez ces professionnels.

Son activité professionnelle fut au point mort durant de longs mois mais il était nécessaire pour Véronique de rester au contact de son groupe et c'est toute une grande partie de sa journée qui y était consacrée au moyen des différents modes de communication numérique.

Dans le domaine de la vie associative, son investissement fut de plus en plus intense avec la participation à de nombreux groupes émanant de Vaincre la Mucoviscidose sur des thématiques très diverses depuis le Comité Stratégique de la Recherche, au Conseil Médical, au Bureau des Études Cliniques, au groupe

Hygiène et au groupe des patients et proches pour la recherche. Elle était très souvent sollicitée pour des témoignages de patients destinés à des médias de portée nationale et internationale… Toutes ces activités sont très importantes et ouvrent des champs de réflexion et d'échanges avec des confrères, des patients ou encore des personnalités qualifiées dans ces domaines si spécialisés. Ces mille et un projets médicaux et scientifiques sont son carburant, de même que les manifestations et les milliers de participants qui l'émeuvent et la stimulent pour accomplir ses soins au mieux.

Les mois passent : période de mars 2021 à mai 2023

Dire qu'il s'est agi d'un long fleuve tranquille tout au long de cette période reviendrait à considérer que l'alternance des séjours à Roscoff aux fins d'antibiothérapie avec les périodes de répit à raison de séquences de trois semaines pour ces modes de vie est devenue d'un banal affligeant. En réalité, ces séjours itératifs à Roscoff pèsent très lourd et Véronique doit serrer les poings pour tenir le coup !

Mes trajets quasi quotidiens sont encore une fois les bienvenus pour soutenir le moral qui, parfois, avait quelque peine à résister aux assauts de ces soins permanents si envahissants.

Et quoi ? Le 26 mai 2023, Véronique ne se sent pas bien du tout, peine à respirer et depuis Kerzudal, nous prenons la décision de rejoindre Perharidy sans plus attendre. Sur le trajet, Véronique ressent des sensations très singulières, non identifiées, et à peine arrivés dans le service, le docteur Le Bihan constate une légère déformation du visage et une difficulté majeure à respirer, l'œdème étant quasi généralisé.

Sans attendre une minute de plus, il ordonne le retour aux urgences du CHRU de la Cavale Blanche où elle est conduite par ambulance. J'accompagne le mouvement et m'oriente vers le service des urgences où Véronique est accueillie vers 16 heures.

Un scanner est prescrit afin de déterminer s'il s'agit d'un accident vasculaire cérébral, ce dernier ne sera réalisé que vers 23 heures ! Attente et angoisse au plus près de l'insupportable. L'œdème se fait aussi très préoccupant sous la forme d'un OAP (Œdème Aigu Pulmonaire) et exige la mise sous oxygène à grand volume.

Au terme d'un laps de temps à mes yeux interminable, Véronique est orientée vers le service de pneumologie qui prend le relais et qui finalement établit le constat que l'AVC est de relativement faible intensité et qu'il ne laisse que de faibles séquelles qui devraient s'estomper assez rapidement. En revanche, la question de l'OAP interpelle fortement et les moyens classiques d'en venir à bout semblent bien limités.

Le débat est alors engagé entre les pneumologues et les néphrologues, s'agissant de mettre en œuvre une hémodialyse qui permettrait réellement de venir à bout de cet œdème absolument préoccupant. Non sans réticence, non sans demande d'explications, de justifications, Véronique s'arc-boute contre cette perspective dont elle connaît bien mal les conséquences et les contraintes induites. Mais la situation tellement critique, la menace de complications bien plus importantes finissent par emporter une décision que de nombreux néphrologues souhaitaient.

Le 7 juin, après avoir procédé au cours des jours précédents à la pose d'un cathéter tunnélisé pour la dialyse, Véronique effectue la première dialyse dans le service de néphrologie de la Cavale Blanche. Le rythme soutenu, un jour sur deux, à raison de 3 à 4 heures, s'avère un cauchemar, car non seulement c'est très chronophage, mais de plus, des effets secondaires apparaissent qu'il faut essayer de juguler au mieux.

Les jours passent, et effectivement l'œdème se résorbe et c'est avec 9 kilos de moins que Véronique quitte le CHRU pour rentrer à la maison avec la contrainte établie de procéder aux dialyses, non plus au CHRU mais à l'AUB (Association des Urémiques de Bretagne), qui prend le relais du CHRU.

Se pose alors la question des vacances que nous avions programmées début juillet à la Marana, quid des dialyses ? Renseignements pris, les dialyses s'avèrent réalisables au Centre Hospitalier de Bastia, ce qui rend possible notre séjour en Corse, et, excellente surprise, le service de néphrologie s'acquitte particulièrement bien de cette mission avec beaucoup d'empathie et une compétence irréprochable.

Deuxième séjour en septembre à Bastia avec la même satisfaction et une bonne tranche de soleil en poche, nous rentrons dans nos pénates le 9 septembre bien requinqués par ces deux séjours bienfaiteurs.

24 SEPTEMBRE 2023 : DATE MÉMORABLE

Ce dimanche 24 septembre 2023, nous décidons d'aller rendre visite aux trois virades de l'Espoir qui se déroulent sur le département, et route vers Moëlan-sur-Mer où nous retrouvons Blandine et sa joyeuse troupe de bénévoles, tous très affairés à la réussite de cette belle manifestation qui attire bien des visiteurs. Nous y rencontrons David Fiant, président de Vaincre la Mucoviscidose, qui effectue un Tro Breizh des virades de Bretagne. Il convient de souligner que David est le premier président atteint de mucoviscidose, preuve s'il en est des progrès réalisés dans la prise en charge de la maladie et de la maturité de l'association à avoir pour porte-parole un président-patient.

Après quelques heures à Moëlan-sur-Mer, cap sur Plomelin, riveraine de Quimper et nous y rencontrons Géraldine qui, elle aussi s'est lancée dans l'aventure avec de nombreux amis et bénévoles pour cette première Virade fort sympathique, où la musique a une très belle place.

En fin d'après-midi, c'est à Roscoff que s'achève notre périple sur la Virade du Léon aussi baptisée Kolor Jump. Ambiance colorée comme lors de précédentes éditions et une belle affluence dans ce site qui accueille cette manifestation depuis plusieurs années avec un succès tout à fait remarquable.

La fin de journée nous invite à regagner Brest et, chemin faisant, nous décidons de dîner sur place, mais cela s'avère impossible compte tenu de l'affluence et surtout du peu d'établissements susceptibles de proposer une cuisine compatible avec les exigences nouvelles créées par la dialyse. Nous voilà donc à Brest vers 21 heures et nous dénichons une table qui nous servira rapidement et en respectant les contraintes alimentaires.

Tout se passe bien mais au moment de quitter la table, Véronique exprime le besoin de cracher et stupeur ! C'est un flot de sang très important qui jaillit, l'obligeant à se précipiter aux toilettes où l'hémorragie ne cesse pas, loin s'en faut ! Nous quittons précipitamment l'établissement et Véronique me dit d'aller immédiatement aux urgences du CHRU de la Cavale Blanche. Il est alors 22h15, et elle a la présence d'esprit d'appeler le 15, à qui elle explique brièvement la situation…

« Dans combien de temps pouvez-vous être aux urgences ? » questionne le régulateur. « Dans 3 à 4 minutes », répond Véronique… Effectivement, l'heure tardive, 22h30 environ a rendu la circulation quasi nulle et à notre arrivée aux urgences, un brancard l'attendait avec tout un équipage qui fonçait vers le poste de soins prévu pour elle. Elle a le temps de dire aux soignants : « J'ai la mucoviscidose et de l'asthme, je vais mourir ! » Plongée dans le coma, un massage cardiaque et respiratoire lui sont prodigués et des tubulures d'apport d'oxygène et de pompage des résidus sanguins sont mises en place pour maintenir la vie dans ce corps dont on me dit que le pronostic vital est engagé !

Quelques minutes plus tard, un scanner est réalisé qui montrera que l'artère défaillante a cessé de couler et que par conséquent elle est orientée vers un service de réanimation afin de retrouver peu à peu les différentes fonctions vitales.

Il est alors 2 heures du matin, je laisse Véronique à son lit de souffrance de réanimation et rentre chez moi. Très tôt, le lendemain, je retourne en réanimation et je la vois inerte sur son lit, l'angoisse m'étreint, et, après quelques heures, je sens petit à petit les mains, les pieds sont mobiles… Ouf ! Il y a de la vie !!! Mais de communication, point.

Passent ainsi les journées du lundi et le mardi, à mon arrivée, je vois ses yeux s'ouvrir et être animés d'une lueur de vie non distinguée jusqu'à présent. L'ardoise magique et le crayon effaçable permettent une communication, non verbale certes, mais bien réelle. La souffrance de l'intubation est insupportable mais elle n'en sera libérée que le mercredi après-midi avant d'être transférée en pneumologie où elle est accueillie par un médecin qui en croit à peine ses yeux, tant l'importance de l'hémoptysie cataclysmique ne devait lui laisser quasiment aucune chance…

Les examens se succèdent et la question de l'embolisation est alors posée avec une série de conséquences possibles à l'issue d'un tel geste : tétraplégie, paraplégie, coma profond et durable ou AVC. L'autre hypothèse consistant à ne rien faire conduit au risque de récidive potentiellement fatal.

C'est avec un tel dilemme que Véronique doit se battre et de longs moments de réflexion lui seront nécessaires pour accepter cette embolisation particulièrement risquée aux dires du radiologue interventionnel. Le geste a eu lieu quelque 7 à 8 jours après l'accident et c'est au bout de quatre semaines que Véronique est adressée à Perharidy pour rétablir l'ensemble des paramètres respiratoires, musculaires et repartir sur des bases plus saines.

Près de quatre mois de séjour à Roscoff s'avèrent suffisants aux yeux des soignants de Perharidy, mais il faut reconnaître que Véronique n'a pas tout à fait la même perception de la situation, à charge pour elle de trouver l'énergie de ce combat qu'elle poursuit encore et toujours !

DERNIER SOUFFLE

Après cet épisode extrêmement intense en émotions, la vie se réinstalla et toute l'année 2024 vit se dérouler les événements séquentiels ordinaires, vacances en Corse, petites sorties ici et là. S'ajoutèrent bien régulièrement, à raison de trois heures par séance, un jour sur deux, les séances de dialyse qui générèrent leur lot de désagréments. Mais avec sa vitalité connue de tous, Véronique fit bonne figure, offrant aux uns et aux autres le visage d'une belle force de vie, rayonnante malgré les difficultés.

Puis vint ce jour de septembre où un virus, apparemment inoffensif, s'imposa et vint gravement perturber le tableau. En effet, il généra forte fièvre, tremblements et vertiges qui conduisirent les soignants à faire admettre Véronique au CHRU de Brest.

Après des examens approfondis, une antibiothérapie puissante fut administrée et, petit à petit, la situation se rétablit, après un paroxysme inquiétant. Au terme d'une période de dix jours, décision fut prise de l'orienter vers le CRCM de Roscoff afin de poursuivre le retour à un rétablissement des paramètres pulmonaires plus conformes aux patients atteints de mucoviscidose.

Cette remise en forme progressive s'opéra au cours de longs mois sous perfusions, de réentraînement à l'effort, avec un suivi particulièrement attentif de la communauté soignante et au prix de patience infinie de la part de Véronique.

Mes allers-retours à Roscoff se firent les plus fréquents possibles afin de lui apporter une présence affective naturellement, mais aussi pour soutenir un moral qui pouvait glisser à tout moment. Nous parvînmes à nous aménager au cours des samedis ou dimanches quelques escapades conviviales. Véronique obtenait, par sa gentillesse et son sourire, des adaptations de menus de la part des restaurateurs afin qu'elle ne subisse pas les effets d'un excès de sel qui aurait pour conséquence de rendre la dialyse du lendemain encore plus douloureuse.

Le 28 décembre, en fin de séance de dialyse, une nouvelle hémoptysie qualifiée de majeure plongea le personnel dans une grande stupeur tant l'incident est rarissime dans ces lieux.

Le pneumologue de garde joint rapidement jugea instantanément la situation gravissime. Il organisa le transfert de Véronique par hélicoptère au CHRU de Brest où elle fut admise en pneumologie alors que l'hémoptysie se tarissait. En conséquence, tout projet d'embolisation fut écarté…

Après dix jours de soins très pointus, elle fut transférée vers Roscoff afin de reprendre les bonnes pratiques consécutives à une hémoptysie majeure. Elle endura avec beaucoup de courage les séances de dialyse toujours aussi peu agréables.

Mes allers-retours à Roscoff connurent la même fréquence et nos sorties se firent plus rares en raison du peu d'éclaircies météorologiques.

Mais une séance de cinéma, quelques échappées au restaurant avec les plus proches ou pour une galette des rois, furent autant de moments de bonheur tout simple.

Ce mardi 21 janvier 2025, une petite promenade sur le port de Roscoff nous conduisit assez naturellement chez Ty Pierre, bar unanimement connu à Roscoff comme lieu de convivialité, puis cap sur la petite boulangerie qui vend encore des bonbons au détail.

Rentrés pour l'heure du dîner, Véronique en apprécia la qualité en se disant sans doute que cela aurait certainement été meilleur à la maison, mais qu'y faire ?

Vers 20 heures 15, rentré à mon domicile, j'appelai Véronique pour l'informer de ce voyage retour sans encombre et nous nous quittâmes sur un joyeux « kenavo, à demain ».

À 21 heures 15, elle me rappela pour fustiger l'indigence des programmes de télévision du jour et nous quittâmes en réitérant le « à demain ».

À 23 heures 30, mon portable sonna et s'afficha le numéro de téléphone de Perharidy, mon sang se glaça, je me demandai quelle mésaventure arrivait encore à Véronique en pensant immédiatement à un nouveau transfert vers le CHRU de la

Cavale Blanche. Mais cette hypothèse tomba très rapidement quand le docteur Ramel m'annonça que Véronique était décédée.

J'en restai abasourdi. Elle m'expliqua qu'une hémoptysie massive s'était déclenchée à 21 heures 45 et que les soins de réanimation, le SAMU et tous les soignants présents n'avaient rien pu faire tant avait été rapide et massive cette hémorragie.

Je n'en croyais pas mes oreilles bien entendu et en informai immédiatement Isabelle et Benoît, eux aussi sous le choc !

Très tôt, le lendemain, nous nous rendîmes à Roscoff pour y voir Véronique… Nous avons eu avec le personnel du service des échanges aussi chaleureux que possible. Nous avons alors entamé sur place les démarches pour le transport de son corps vers Brest et l'organisation des obsèques…

Véronique nous avait fait savoir depuis longtemps qu'elle avait décidé, à froid, il y a plusieurs mois, de ses choix pour les obsèques et que toutes ces informations étaient sur son ordinateur.

En plus des consignes sur le déroulé de la cérémonie, elle avait laissé une liste de personnes à prévenir de sa disparition ainsi qu'un texte à destination de ses proches, belle preuve d'amour et de lucidité sur son devenir devenu précaire. Des extraits de son message figurent en Annexe 3.

Une immense foule nous accompagna à l'église de Saint-Pierre pour un dernier adieu. À en croire les témoignages, la cérémonie, remplie d'amour, lumineuse et sobre, rendit un bel hommage à ce qu'elle fut pour chacun de nous avant qu'elle ne rejoigne sa maman.

Cette disparition inattendue me laisse dans un état de sidération et de tristesse infinie au point que je me demande parfois comment je vais pouvoir vivre sans toi Véronique, sans vous…

Les quatre « Mucostaires »

Parodier l'un des plus grands auteurs français peut paraître indécent, mais j'assume volontiers cette tentative qui vise à rendre justice d'un passé pour le moins glorieux de quatre personnages qui ont beaucoup compté dans la lutte contre la mucoviscidose en Bretagne occidentale. Il s'agit de quatre pères de famille que rien ne prédisposait à un tel statut, mais qui avec le concours de leurs épouses ont apporté une pierre solide à la base de cet édifice. Je mets volontairement la focale sur ces seuls personnages, laissant volontiers de côté les médecins, chercheurs et autres soignants dont c'était la mission et pour laquelle ils étaient rémunérés.

À leurs côtés, des dizaines de porteurs de projets de manifestations toutes plus variées les unes que les autres se sont mobilisés répondant à l'appel de ces quatre pères se battant en couple pour la survie de leurs enfants. Eux aussi sont de la trempe de ces « Mucostaires », fidèles, solidaires et animés de cette maxime : « Un pour tous, tous pour un ! ».

Il s'agit bien de porter un regard très particulier sur l'action bénévole de ces quatre « Mucostaires » qui, par ailleurs, ont entraîné des centaines, des milliers de bénévoles dans leur sillage à travers un engagement qui n'a jamais faibli et qui ne faiblira jamais.

L'entrée en scène se veut chronologique et ces quatre personnages sont mis en synergie en l'espace de quelques années et c'est avec la même ardeur que chacun d'eux a porté le fer contre cette maladie qui dévore leurs enfants.

Premier dans l'arène, Bernard Laurent… À ses côtés, Mijo.

L'élément fondateur est la naissance de Véronique, le 15 avril 1978.

L'errance diagnostique perdure jusqu'en juillet 1978, où, un interne de pédiatrie nous invite à entrer dans son bureau du service Marfan à l'hôpital Morvan. Négligemment, assis, les pieds sur le bureau, il s'adresse à nous, qui étions debout de l'autre côté du bureau, et nous jette : « Si c'est ce à quoi je pense, c'est de la merde » (sic).

Interdits, nous osons : « De quoi s'agit-il ? ». La réponse lapidaire nous arrive : « Mucoviscidose ».

Toujours aussi interdits, nous risquons : « Mais c'est quoi cette maladie ? ». « Vous verrez cela avec votre pédiatre », nous rétorque cet interne.

Entrée en matière bien musclée, s'il en est !

Les jours passent, et notre pédiatre libéral de ville, le docteur Théau, puis le docteur Jehanne, du centre héliomarin de Roscoff vers qui nous orienta le docteur Théau, nous en dirent davantage sur cette maladie et l'annonce de l'existence d'une association de parents nous conforte dans l'idée qu'il faut rejoindre cette association. Nous sommes en fin d'année 1978. Ce n'est que bien plus tard, quelques années après cette entrée en matière que le docteur Jehanne nous fit savoir que certains patients atteignaient l'adolescence ! Sic.

Être regroupés en association permet la découverte de bien des aspects de la maladie, dont le plus redoutable : les décès successifs d'enfants très jeunes, décès contre lesquels chacun se sent impuissant et subit cette épreuve avec fatalité !

Insupportable ! L'élément déclenchant de la lutte : Il faut se battre et le premier combat sera celui de faire connaître la maladie. Il n'est pas question, ici, de reprendre ce qui a déjà été écrit bien en amont, mais il semble bien que cette volonté première a sonné le début de l'engagement de ce « Mucostaire ».

Deuxième dans l'arène, Jacques Reungoat… À ses côtés, Annie.

L'élément fondateur est la naissance de Mathieu, le 26 juillet 1979, deuxième enfant de la famille de Jacques et Annie. Le diagnostic a été posé à l'âge de dix-huit mois, et ceci après plusieurs séjours à l'hôpital, mais toujours imposés pour des épisodes de gastro-entérite.

Lors d'une énième hospitalisation de ce petit bonhomme, Annie a été reçue un matin par le pédiatre, avant de se rendre à son travail.

Voici exactement les termes utilisés dans son bureau : « Je sais maintenant ce qu'a votre fils, mais, pour vous, j'aurais préféré que ce soit autre chose ». Je lui ai évidemment fait répéter le terme « mucoviscidose », lui ai demandé de me l'épeler, et ai pris soin de bien le noter, avant d'aller l'annoncer à Jacques, à son poste de travail.

Je me suis souvenue d'avoir lu, dans les semaines précédentes, un article sur les enfants au baiser salé et là, nous avons pris conscience que la situation allait devenir compliquée pour Mathieu, et que la vie de toute la petite famille allait subir de grands bouleversements.

Le pédiatre s'est bien gardé de me « déballer » tout ce qu'il était possible de dire sur cette fichue maladie. Ce n'est que quelques jours plus tard que je lui ai carrément dit « maintenant, vous me dites tout ce que vous pouvez me dire sur cette pathologie ». Je lui ai posé directement la question sur l'espérance de vie… Réponse : douze ans.

Un grand BOUM !

Nous avons dès la pose du diagnostic, fait des recherches sur cette pathologie et avons rapidement pris contact avec l'AFLM et le centre héliomarin de Roscoff.

Nous avons adhéré dans la foulée à l'association, avant de prendre rapidement des responsabilités. Il était hors de question de rester sans rien faire.

Nous avons décidé de nous battre pour Mathieu et les autres…

Troisième dans l'arène, Daniel Bercot… À ses côtés, Edith.

L'élément fondateur est la naissance d'Alexandre le 16 janvier 1980.

Le diagnostic sera posé en juin 1980 par un pédiatre de l'hôpital de Guingamp et l'annonce s'est faite dans un couloir de l'hôpital après une hospitalisation de trois jours. Cette annonce a été d'une brutalité sans pareille : « Votre fils a une tare ! », sans plus de précision. Ce n'est que bien plus tard que le mot « mucoviscidose » est prononcé par le médecin de famille. Évidemment, ce mot totalement inconnu n'évoque rien et encore moins les effets de la maladie.

Toujours, grâce au médecin de famille, la rencontre très rapide avec un autre couple, parents de deux enfants atteints de mucoviscidose, résidant aux environs de Guingamp permet de commencer à appréhender le côté gravissime de la maladie. Ce couple oriente Daniel et Edith vers le centre héliomarin de Roscoff, où Alexandre a été hospitalisé deux semaines dans le service du docteur Jehanne. Ce fut une période très compliquée, faite d'angoisse, d'incertitudes, mais aussi d'apprentissage du quotidien lié à la mucoviscidose.

Rester bras ballants ? Impensable !

La photo de ce bel athlète qu'est François Person à la une du *Télégramme* en 1986, sollicité par Bernard et Jacques pour un bel engagement contre la mucoviscidose, à l'occasion du semi-marathon Saint-Pol-de-Léon - Morlaix, puis en 1989, l'annonce bien saluée de la découverte du gène de la mucoviscidose ont constitué les points de départ pour Daniel. Ces deux événements le conduisent à proposer à ses amis du comité des fêtes de Callac de prélever un franc par spectateur qui assiste au Critérium Cycliste Pro de Callac dont il est l'organisateur !

Ainsi s'écrivent les premières lignes de cet engagement de ce troisième « Mucostaire ». Ces lignes continuent de s'écrire par centaines depuis cette époque.

Quatrième dans l'arène : Etienne Caignard… À ses côtés, Mido.

L'élément fondateur se situe en 1984.

Le diagnostic tombe pour l'aîné des garçons, Matthieu, 3 ans, hospitalisé pour des bronchites à répétition et des maux de ventre violents et réguliers : mucoviscidose. « Maladie génétique létale » annonce difficilement, avec gêne et bienveillance, le docteur Cadoret, pédiatre vannetais qui a eu l'idée de faire le dépistage. Au retour à la maison où nous venons d'emménager, le Larousse et le Vidal complètent douloureusement les explications données.

Mucoviscidose : maladie génétique. Et alors pour le petit frère Julien qui va fêter son premier anniversaire ? Attente angoissante. Dépistage positif aussi les semaines suivantes. Nos deux garçons ont la mucoviscidose, maladie létale. Pas connue. Qu'on ne voit pas. Qu'on ne sait pas guérir.

Violent pour de jeunes parents trentenaires. Et pourtant.

Il ne faut que quelques semaines pour décider de lancer le combat pour « sauver » nos deux garçons. Et les autres enfants atteints de la maladie. Première étape, d'abord obtenir plus d'informations près de l'association nationale avec les premières réunions à Paris.

Localement se prépare la première manifestation de sensibilisation et de collecte de fonds. Ce sera les 1er, 2 et 3 mai 1986 dans le parc du château de Kerguehennec à Bignan, avec la présence de Bernard et Marie-Jo, Jacques et Annie. Ils en savent plus que nous pour mieux informer. Des centaines de bénévoles se mobilisent. Les municipalités, les politiques, le sous-préfet, les associations, les entreprises, les écoles du territoire aussi. Des milliers de personnes se déplacent. La recette, 230 000 francs de l'époque (plus de 35 000 euros), est remise à l'association nationale dans les locaux de France 3 à Rennes.

Le train de la solidarité est sur les rails en Morbihan. Suivront plusieurs manifestations dans d'autres localités et puis les Virades, qui perdurent. S'enchaîneront les actions pour financer le dépistage néonatal en Bretagne. Et puis les interventions dans les écoles, les entreprises, les associations, les fêtes. Les bénévoles répondent présents. La participation aux commissions de l'association nationale, la responsabilité départementale associative, l'intensification des moyens de collecte de fonds, l'attention et le soutien au centre de soins occupent ce qui reste de mon temps libre d'une occupation professionnelle chargée.

Leur troisième garçon, né en 1990, passe entre les mailles du filet de la maladie qui évolue chez les deux aînés avec un état de santé qui se dégrade. Leur maman s'effondre.

Les soins aux garçons s'enchaînent, les hospitalisations aussi. Vannes, Roscoff, Nantes. Avec un leitmotiv répété quotidiennement aux garçons : « Tenez bon les enfants, on va gagner. »

La mucoviscidose ne se guérit pas. On l'a dit et répété dans nos interventions. Julien et Matthieu le savaient, ont combattu férocement le mal et ont espéré. Jusqu'à leurs 17 ans et 29 ans. En vain. La mucoviscidose ne se guérit pas encore.

2024. Quarante ans ont passé. Fidèle aux engagements, le combat a continué, se poursuit. Avec une récompense récente, grandement bénéfique aux patients. Pas pour tous. Mais l'espoir grandit. « Reste encore un bout de chemin à réussir dont n'est pas connue l'issue. Les bataillons de la cohorte des combattants méritent tellement la victoire. »

Ces quatre personnages, ces quatre « Mucostaires », ont forgé l'âme combattante bretonne contre la mucoviscidose. Tour à tour, ou simultanément, délégué régional, territorial, ou encore départemental, ils ont été administrateurs de l'AFLM devenue Vaincre la Mucoviscidose. Et pas seulement ! Ils ont été impliqués dans des structures spécialisées de l'association et sont aussi devenus organisateurs de Virades, de grandes manifestations telles la PLB, de maintes et maintes manifestations dans des domaines très variés...

Farouches partisans du dépistage néonatal, ils sont à la manœuvre pour lever des fonds aux côtés des médecins et chercheurs afin de financer ce dépistage breton qui deviendra une réalité nationale en 2002.

Ils se distinguent encore au cours de l'opération Télégramme de 1990/1991 avec une énergie sans limites, et ce faisant, ils font naître des vocations de toutes parts, dans les associations, les clubs sportifs, les troupes de théâtre et c'est véritablement toute une région, qui entend ce quatuor, se met au service des médecins, des soignants, des chercheurs pour faire avancer la recherche et la qualité des soins pour cette mucoviscidose tueuse d'enfants.

Organisateurs nés, capables de mille idées à la seconde et dotés d'une énergie débordante pour des levées de fonds absolument extraordinaires, ils excellent dans ces rôles.

Quatre sacrés bonshommes, fort heureusement épaulés par des épouses tout aussi impliquées dans la lutte, des mamans investies corps et âme dans une bagarre qui s'avèrera très inégale… En effet, sur les cinq enfants malades, quatre d'entre eux nous ont quittés bien trop jeunes !

Néanmoins, ils sont encore très présents aujourd'hui et ils ne baissent pas les bras malgré les quatre décennies de lutte qu'ils ont engagée. La lassitude ? Ils ne connaissent pas !

« Ne rien lâcher ! » est leur credo, pas seulement pour leurs enfants.

Ces quatre « Mucostaires » n'ont jamais rien lâché et ils ne lâcheront jamais rien même quarante-six ans plus tard !

Que vienne l'espoir !

Venue de la nuit des temps, la mucoviscidose a laissé dans son sillage douleur et chagrins.

Les enfants au « baiser salé » étaient, pendant des siècles, porteurs d'une malédiction qui ne leur laissait aucune chance.

Écrite en noir, la maladie a fini par se laisser approcher, ennemie intime, et pourtant ennemie publique.

Rendre publique cette maladie : quelle victoire sur l'ignorance, sur l'indifférence, sur la peur !

Il en faut de l'opiniâtreté pour sortir de l'ombre une bête hideuse, monstrueuse, qui arrache à la terre ses plus belles fleurs.

Écrite en rouge, la mucoviscidose gagne son combat et l'emporte, encore et encore…

Mais des forces se liguent, des énergies s'assemblent en un combat toujours très âpre. Sa vigueur surprend toujours et pourtant… elle recule un peu.

Écrite en lettres de sueur des chercheurs et soignants, elle prend une autre dimension : la malédiction laisse la place à l'explication, l'ignorance à la recherche, la peur cède le pas à la rage de vaincre.

Des milliers d'hommes et de femmes captifs d'un mal inexpliqué s'en remettent au génie des chercheurs, des médecins.

L'infiniment petit se révèle, ironique, et continue à emporter des vies.

Comment est-ce possible ?

Le doute l'espoir, le découragement habitent nos vies.

Écrite en vert, la mucoviscidose est placée sous le signe d'un espoir indéracinable. Espoir, maître-mot de la dernière décennie de ce siècle, viendras-tu mettre un terme au « baiser salé », viendras-tu ouvrir la porte au bonheur de la vie toute simple ?

Nous y croyons très fermement.

Cet espoir est fondé dans la lutte de ceux qui s'attèlent à la conquête à nos côtés.

Quelle œuvre, quelle victoire que celle que nous voulons voir demain !

Le mirage n'est plus mirage, la réalité reste réalité.

Donnons corps au mirage pour qu'il devienne victoire sur la réalité.

C'est notre action, c'est notre ambition.

C'est votre générosité, c'est notre efficacité.

C'est notre réalité, elle deviendra notre victoire, votre victoire.

Bernard Laurent (Délégué régional de l'AFLM)

Publié dans *Le Télégramme* le 15 novembre 1990

Remerciements

Ma gratitude va à tous les acteurs de ces pages et notamment à Marguerite dont le parcours douloureux m'a poussé à agir. J'ai une pensée amicale pour ceux que j'aurais omis de citer.

Chacun aura contribué à ma construction avec son talent, son amitié et chacun m'aura apporté une parcelle de lui-même que j'intègre dans ma personnalité. Je me sens fabriqué d'un peu de cette mosaïque qu'il m'a été donné de côtoyer tout au long de ce parcours.

Ma reconnaissance va à mon épouse Mijo, compagne de tous les instants, à mes enfants Isabelle, Benoît et Véronique qui m'ont encouragé à fixer par l'écrit une longue période de lutte, ainsi qu'à mes chers petits-enfants.

Je dois également un remerciement tout particulier à Michèle et à Geneviève qui, par leur talent, auront su débusquer tout au long de ces pages les erreurs de syntaxe et d'orthographe. Je mesure la patience dont elles firent preuve au cours de cette lecture attentive et j'apprécie beaucoup la pertinence des observations formulées.

Je salue aussi chaleureusement Geneviève Héry-Arnaud qui m'a guidé sur les chemins de l'édition.

Enfin, je tiens à rendre un hommage tout particulier à Claude Férec, compagnon majeur de ce combat de 40 ans, pour son engagement sans faille ainsi que pour cette préface élogieuse et porteuse d'espoir.

Annexe 1 : Texte de François Fallouey, 2018

Bonjour Bernard,

Au moment où tu termines ton dernier mandat de délégué territorial « Côtes-d'Armor et Finistère » de Vaincre la Mucoviscidose, je souhaite, par la voix de Véronique, t'exprimer toute ma considération et ma grande estime pour toi.

Voilà de nombreuses années que nous menons côte à côte cette lutte pour la plus belle des causes qui soit : la vie.

Durant tout ce temps, j'ai pu apprécier ton souci du consensus, ton sens de la modération et ta farouche volonté de réussir la tâche confiée.

Homme de cœur, tu as toujours su, dans le difficile contexte associatif qui est le nôtre, concilier avec diplomatie la nécessaire fermeté qu'exige l'animation d'une délégation et l'accompagnement attentif et humain des patients, des parents et des bénévoles.

Il a fallu pour cela que tu développes des qualités qu'il me plait de souligner : clairvoyance, volonté et opiniâtreté, écoute et disponibilité, loyauté et fidélité à la cause qui nous unit. Aller au-delà contrarierait ta modestie naturelle.

Je me souviendrai de ta franchise et de la clarté de tes propos lorsque nous évoquions ensemble les sujets importants de l'action associative. Ainsi, je garderai longtemps en mémoire l'exemplarité de ton engagement personnel lorsque voilà peu la colère grondait dans les rangs des bénévoles et des élus locaux.

Je peux te le dire aujourd'hui, le soutien constant et l'écoute que tu m'as accordés en tant que directeur général de Vaincre la Mucoviscidose puis Président du Conseil de la vie associative, m'ont convaincu par plusieurs fois d'aller de l'avant alors que je souhaitais poser le havresac tel un vieux grognard usé par l'âpreté du combat.

Pour tout cela, un seul mot : merci

Sois sûr de ma fidèle amitié.

Kenavo (Au revoir en langue d'oïl), cher compagnon.

François Fallouey, Directeur général de Vaincre la Mucoviscidose

Annexe 2 : Texte de Pierre Guérin, 2018

À Monsieur Bernard LAURENT

Délégué territorial Côtes d'Armor-Finistère de Vaincre la Mucoviscidose

Cher Bernard, tout d'abord permets-nous de t'adresser ainsi qu'à tes enfants et en particulier à Véronique, toutes nos pensées les plus amicales dans ces moments douloureux que vous vivez depuis le départ de Mijo.

Cette région Bretagne si chère à mon cœur, que tu as si bien représentée, a donc élu une nouvelle déléguée territoriale… Je la salue au passage.

Au nom du Conseil d'Administration et en mon nom personnel, nous ne pouvons te laisser quitter tes fonctions sans saluer de manière unanime l'immense travail d'accompagnement que tu as accompli auprès des familles et des patients.

Au fil de toutes ces dizaines d'années, tu as su apporter à tous une écoute attentive et chaleureuse et tu as défendu, haut, les couleurs de l'association auprès des autorités régionales et des partenaires.

Tu es de ces bénévoles d'exception qui feront partie de la longue histoire de notre association !

Nous savons que tu vas garder un œil vigilant sur nos activités et nos engagements : tu restes, entre autres, membre suppléant de la Commission d'Aides Financières de la Qualité de Vie.

Enfin, pour tout ce que tu as fait et que nous n'oublierons pas, pour toi, Bernard, longue vie et merci !

Kenavo !!!

Pierre Guérin, président de Vaincre la Mucoviscidose

Annexe 3 : Extraits du message écrit par Véronique adressé aux participants à la cérémonie de ses obsèques

Je vous livre ici quelques-unes de ses lignes, rédigées plusieurs mois avant son décès, à la première personne du singulier.

« À l'heure où j'écris ces lignes, je vis sous la menace angoissante d'une hémorragie pulmonaire massive qui serait certainement fatale.

Une intervention chirurgicale dans une telle situation risquerait de me conduire à un état végétatif, hypothèse que j'ai refusée catégoriquement dans mes directives anticipées.

Une vie sans qualité de vie n'est pas une vie, c'est trop de souffrances pour soi et pour l'entourage. »

« À cause de la muco, car trop sévère, je n'ai pas pu accomplir tous mes rêves de femme, d'épouse ou de mère. Mes projets personnels et professionnels ont souvent été contrariés.

Grâce à la muco, j'ai aussi pu avoir une vie bien remplie, réaliser des rêves que je n'aurais peut-être pas eu la chance d'accomplir sans la muco. La vie m'a réservé de belles surprises. J'ai réalisé que la vie est un cadeau en ayant failli la perdre plus d'une fois. Je m'en suis sortie miraculeusement grâce à la réactivité de mes parents, ma famille, mes proches et mes soignants. »

« Dans son livre Je vous ai tous aimés, *Johann Heuchel, patient muco, écrit : "La vie est trop courte pour n'être pas sacrée et vécue avec intensité". Quand le temps est compté, on remplit ses journées pour vivre à fond et on essaie de ne pas trop dormir pour profiter un maximum. Dormir a toujours été pour moi une perte de temps. Petite, j'avais déjà intégré l'épée de Damoclès. Je répétais que je n'avais pas de temps à perdre et quand on allait au labo le décalage entre l'échelle de temps du chercheur et celle du malade me paraissait vertigineux. Malgré cela, mon carburant a toujours été de croire en la médecine et en la recherche. »*

« Finalement, j'aurais pu faire mentir mes chers pédiatres en survivant largement à leurs prédictions de 1978. Mes soignants me surnomment la "survivante".

À vous les combattants de la muco et vos familles, je vous souhaite beaucoup de courage et vous donne toute mon énergie pour vous battre chaque jour. En effet, il faut être en forme pour être malade pour tenir le rythme des soins, des examens, des consultations. On enchaîne deux journées par jour. »

« Pour ma muco sévère, les traitements novateurs sont arrivés bien trop tard dans cette course contre le temps. Je suis née trop tôt pour pleinement en bénéficier, trop pressée comme toujours ! Ce fut une vie rythmée par les soins tous les jours, samedi, dimanche, fériés, Noël et Nouvel An, tout ce temps à me soigner au lieu de profiter de la vie. Perfectionniste, je n'ai pas eu un jour sans kiné pour tenter de faire reculer la muco. En dépit de tous ces efforts et sacrifices, le slogan "Vous respirez sans y penser, moi je ne pense qu'à respirer" est devenu une réalité. »

« Ma vie était à l'image du mythe de Sisyphe. Je tombais très malade en un clin d'œil et mettais des semaines, des mois à essayer de récupérer sans jamais toujours tout récupérer. Je constatais le déclin lent mais certain, c'était si ingrat, malgré toujours plus d'efforts et de soins. Dans la muco, il faut toujours en faire plus, si bien qu'on m'appelait "Madame Plus". »

« Paul Claudel dit : "Le bonheur n'est pas le but mais le moyen de la vie". Plus récemment, François Morel formule : "La vie est précieuse parce que l'on sait qu'elle a une fin". »

« La vie est précieuse car elle est fragile et éphémère. Chaque jour est une occasion de vivre pleinement et d'apprécier les petites choses de la vie. Lorsque nous réalisons que la vie peut être brève et incertaine, nous sommes incités à en tirer le meilleur parti et à apprécier chaque instant. La vie est précieuse en tout temps. Chaque moment présent est une opportunité de vivre pleinement et de profiter de tout ce que la vie a à offrir. Il n'y a pas de moment plus précieux que maintenant. »

« La vie passe si vite alors vivez intensément et savourez chaque instant pour faire honneur à ce slogan qui nous est cher : "À fond pour la vie". »

Cher lecteur

L'ambition de ces quelques pages est de dire en toute simplicité que la vie d'un homme est une somme de petits et grands événements plus ou moins reliés entre eux. En ce qui me concerne, un fil rouge me guide depuis ces rhododendrons du Margériaz et, pardon de ne jamais trop m'en éloigner. Il est réellement fondateur du parcours si singulier qui est le mien.

Ces pages ont été rédigées en plusieurs mois à raison d'une page par-ci par-là selon l'inspiration, selon l'émergence mémorielle ou encore selon les disponibilités que les retraités ont parfois bien de la peine à ménager tant sont chargés leurs emplois du temps.

Des aspects de cette narration vont paraître obscurs, d'autres apparaîtront désordonnés, certains enfin seront considérés plus ou moins comme trop détaillés ou n'apportant pas grand-chose de prime abord…

Quoi qu'il en soit, il s'agit d'un ensemble d'éléments d'une vie bien remplie et qui n'a aucune autre prétention que de les fixer dans la mémoire au moyen d'un écrit.

Beaucoup de choses y sont exprimées, d'autres ne le sont pas et j'ai bien conscience que certains y concevront une grande frustration pour ne pas avoir été cités, mais qu'ils se rassurent, il y a une grande place pour eux dans mon cœur. Je les remercie de me croire sur parole.

Le respect dû au départ de Véronique effacera, j'ose le croire, toutes les aspérités que pourrait contenir ce récit

Table des matières

Structures éditoriales du groupe L'Harmattan

L'Harmattan Italie
Via degli Artisti, 15
10124 Torino
harmattan.italia@gmail.com

L'Harmattan Hongrie
Kossuth l. u. 14-16.
1053 Budapest
harmattan@harmattan.hu

L'Harmattan Sénégal
10 VDN SICAP AMITIE 3
BP 45034 Dakar-Fann
direction@senharmattan.com

L'Harmattan Cameroun
Tsinga/Derrière polyclinique FECAFOOT
BP 11486 Yaoundé
Jacques.koukam@harmattan.fr

L'Harmattan Burkina Faso
Villa 281, secteur 23 623, rue 14.32
Ouagadougou
zagbie@outlook.fr

L'Harmattan Guinée
Almamya, rue KA 028 OKB Agency
BP 3470 Conakry
harmattanguinee@yahoo.fr

L'Harmattan RDC
185, avenue Nyangwe
Commune de Lingwala - Kinshasa
matangilamusadila@yahoo.fr

L'Harmattan Congo
219, avenue Nelson Mandela
BP 2874 Brazzaville
deunovmikhael@gmail.com

L'Harmattan Mali
Immeuble Mgr Jean Marie Cissé
Aci Hamadallaye
BP 145 Bamako
syllaka@yahoo.fr

L'Harmattan Togo
Djidjole - Maison Amela
face EPP BATOME
02 BP 20680 Lomé
didieramela11@gmail.com

L'Harmattan Côte d'Ivoire
Résidence Karl - Cité des Arts
Abidjan-Cocody
03 BP 1588 Abidjan
harmattan.ivoire@gmail.com

L'Harmattan Bénin
Rue 604, (Immeuble à l'entrée
de la rue UCAO- Cite de Saint-Jean)
Cotonou
stepcorpus@gmail.com

Nos librairies en France

Librairie internationale
16, rue des Écoles
75005 Paris
librairie.internationale@harmattan.fr
01 40 46 79 11
www.librairieharmattan.com

Librairie des savoirs
21, rue des Écoles
75005 Paris
librairie.sh@harmattan.fr
01 46 34 13 71
www.librairieharmattansh.com

www.ingramcontent.com/pod-product-compliance
Lightning Source LLC
LaVergne TN
LVHW011007061026
849535LV00006B/1748